Basic Massage Technique

Sara-kim · Vicki-Sul · Sophy-Hong · Ester-Kim · Susan-Kim · Joen-Lee

光文閣
www.kwangmoonkag.co.kr

머 리 말

에스테틱의 기본적인 목적은 피부를 예쁘고 아름답게 가꾸어 건강생활을 누릴 수 있게 하는데 있다고 본다. 그러나 에스테틱은 실제로 외적인 아름다움뿐만 아니라 심미적인 내적인 아름다움이 우선임을 일단 주지할 필요가 있다. 따라서 에스테틱 테크닉뿐만 아니라 에스테티션으로서의 여러 가지 인성 및 자질을 갖추는데 우리 모두 노력을 게을리 해서는 안 될 것이다.

현재 에스테틱의 시장은 미용실 만큼의 많은 부문을 차지할 정도로 급성장하고 있으며, 이에 따라 다양한 프로그램과 매뉴얼 개발 등 쉴틈 없이 에스테틱 연구에 바삐 움직이고 있다. 이러한 다양한 연구들은 기초가 튼튼한 가운데서 이루어져야 하나 현재 인체 근육의 이해를 바탕으로 한 에스테틱 테크닉을 연구하는 실습서가 없는 실정으로 마사지에 앞서 근육의 위치, 근육결의 방향, 이름 등을 이해하고 그에 따른 마사지 테크닉을 익혀 에스테틱 실습을 처음 공부하는 학생들에게 체계적인 교재로 조금이나마 도움이 되었으면 한다.

필자들이 최선을 다해 저술하였으나 끝내고 나니 너무나 부족하다는 것을 다같이 통감하고 있으며, 여러 선배제현들의 지도편달을 받아 계속적으로 수정 · 보완할 것이며, 많은 분들의 아낌없는 조언을 부탁드린다.

본 책이 출판되기까지 여러 가지 어려움이 많았으나, 이 책을 출판하는데 물심양면으로 도움을 주신 광문각 박정태 사장님 외 관계자 여러분들에게 깊은 감사를 드린다.

2005년 8월 저자 일동

차 례

제 1 장

에스테틱 이론

에스테틱의 어원적 해석을 살펴보면 에스테틱은 미용의 한 부분으로 미의 본질 및 형태를 다루는 학문이라고 하는 어원적인 해설과 함께 일반적인 뜻으로는 피부관리를 중심으로 전신, 메이크업, 페디큐어, 매니큐어, 탈모 등을 포함한 전문적인 스킨 및 바디케어로 말할 수 있다.

에스테틱은 불어로 Esthetique 영어로 Esthetic 혹은 Aesthetic, 독일에서는 전문적인 피부관리를 에스테틱이라고 하지 않고 코스메틱이라고 부르고 있다.

에스테티션은 용어에 대한 이해도 중요하겠지만 에스테틱을 올바르게 인식하고 전문인으로서의 올바른 직업관, 정신철학을 갖는 것이 더욱 중요하겠다.

피부는 인체의 기능과 생리에 바탕을 두고 화학적 방법과 물리적 방법을 과학적으로 이용하여 피부관리사의 기술로서 트리트먼트하기 때문에 에스테틱을 과학이라고 하며 또한 고객에 대한 상담과 피부분석을 통하여 고객의 피부에 적합한 화장품을 이용, 디자인하여 에스테티션의 기술로서 관리하기 때문에 에스테틱을 예술이라고 할 수 있다. 그러므로 피부관리학을 바르게 공부하기 위해서는 해부생리학, 피부과학, 화장품학, 영양학, 세균학, 소독학, 공중보건학, 환경위생학, 기기관리학 등에 대한 폭넓은 과학적인 기초지식이 필요하며, 에스테틱에 필요한 모든 테크닉을 단계적으로 익혀서 과학자로서나 예술가로서의 합당한 자질의 직업인으로 성장해야 하겠다. 또한 시대는 나날이 바뀌고 발전하고 있으므로 전문적인 에스테티션은 최신의 정보에 밝아야 하며 새로운 에스테틱 트렌드에 민감하여 새로운 트리트먼트 방법이 바람직한 것이라면 신속히 자기 것으로 받아들여 응용하는 진취적인 자세가 전문인으로서의 직업을 성공으로 이끌어주는 발판이 될 것이다.

Ⅰ.아름다운 피부

1. 피부가 촉촉하고 윤기가 나야 한다.

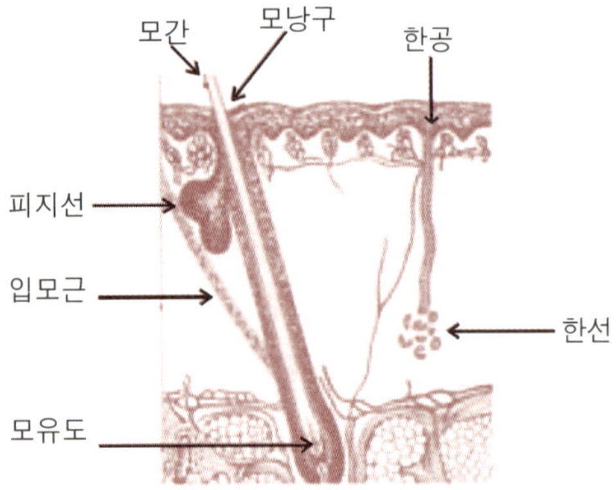

◆ 땀 + 피지 → 천연보호막 (PH 약 5.5)
약산성막 (PH 4.5~6.5)

2. 피부가 탄력성이 있고 신축성이 있어야 한다.

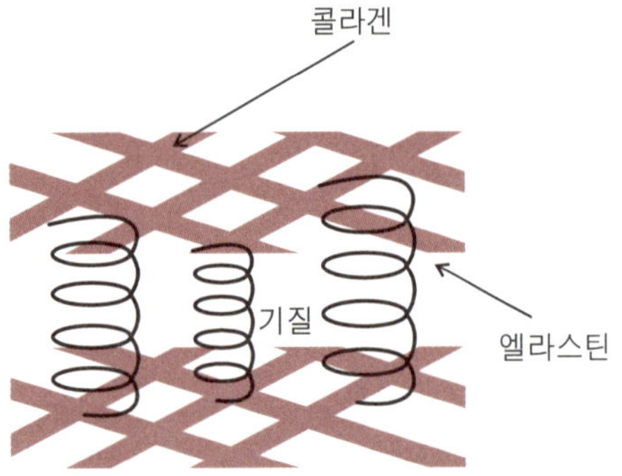

◆ 콜라겐(교원섬유) : 기둥 역할, 지주적인 역할
◆ 엘라스틴(탄력섬유) : 자기 길이의 1.2배의 탄성
→ neck, eye cream에 사용
◆ 담배, 술, 자외선으로 인해 콜라겐 붕괴
→ 노화 촉진

3. 피부의 각질이 지나치게 두껍지 않아야 한다.

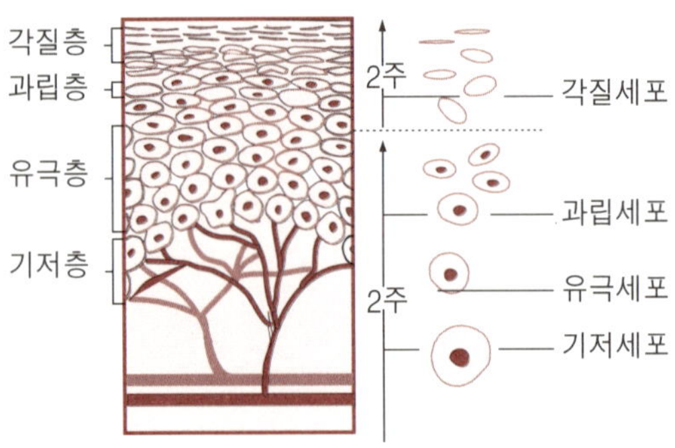

◆ 정상인 피부의 각질층 : 15~20층
◆ 예민 피부 : 10층 미만

4. 혈액순환이 잘되어 피부에 영양공급이 잘 이루어져야 하고 혈색(장밋빛)이 좋아야 한다.

5. 피부가 예민하지 않고 세균의 감염에 대한 우려가 없어야 한다.

Ⅱ.에스테티션(Esthetician)

1. 에스테티션이 갖추어야 할 2가지 자세

(1) 인간적인 자세 : 인간성, 신뢰성, 전문성

1) 인간성 : 구성 요소 - 인상, 인품

〈인상〉 외형
표정
태도

〈인품〉 성격
회화
배려

2) 신뢰성

3) 전문성

(2) 전문가로서의 자세 : 지식성, 설득력, 지도력

1) **지식력** : 화장품, 미용, 건강, 식이요법, 패션, 피부의학 등에 관해 손님을 능가하는 실력을 갖고 있어야 한다.

① 기초지식
② 전문용어
③ 전문이론

2) **설득력** : 고객의 입장을 충분히 이해하고 무엇을 원하고 있는가를 잘 파악하여 그 해결책을 제시하면서 이해하기 쉽게 설명할 수 있어야 한다.

① 이해력
② 분석력
③ 표현력

3) **지도력** : 올바른 조언과 충고를 통해 고객의 문제를 해결하고 미적 욕구의 실현 방향을 명확히 제시할 수 있어야 한다.

에스테티션은 고객을 맞이할 때 항상 좋은 인상을 얻도록 해야 하며, 이러한 첫인상은 오래가도록 해야 한다. 그러기 위해서는 관리사의 개인 위생, 자세와 용모에 신경을 써야 하며 그렇지 않는다면 좋은 시각적인 인상을 줄 수 없다. 또한 피로나 신체 어느 부분의 통증 등의 불편함을 없애기 위해서는 좋은 자세로 바르게 서고, 앉고, 걷는 방법을 터득하는 것이 중요하다.

4) 태도 및 매너

- 모범적인 태도와 자기 관리를 한다.
- 화를 내지 않는다.
- 정직하고 공정하게 모든 고객을 상대한다.
- 우아한 표현과 상냥함을 잃지 않는다.
- 공손한 태도를 갖는다.
- 유머감각을 잃지 않는다.
- 모든 고객이 V.I.P 임을 잊지 않는다.
- 항상 민첩하고 유쾌하게 열심히 일에 임한다.
- 모든 일에 고객에게 강제성을 띠어서는 안 된다.
- 지킬 수 없는 약속은 하지 않는다.
- 항상 밝은 표정으로 인사한다.
- 동료 미용인에 대해 험담을 하지 않는다.
- 항상 바른 자세를 취한다.
- 고객의 사생활을 캐묻지 않는다.
- 종교에 대해 대화하지 않는다.
- 제품 권유를 하면서 타제품을 비방하지 않는다.
- 진한 메이크업이나 액세서리는 피한다.
- 동료들에게 항상 도움을 준다.
- 항상 전문인 직업인으로서 프로 의식을 갖는다.
- 일을 미루거나 시간을 낭비해서는 안 된다.
- 언쟁과 변명을 피하고 사소한 잡담은 하지 않는다.
- 항상 건강에 유의한다.

1 - 1. 개인 위생

① 머리카락이 흘러내리지 않도록 끈으로 묶거나 핀으로 고정한 단정한 스타일을 한다.

② 수수하면서 세련된 화장을 하며, 진하고 인위적인 화장은 피한다.

③ 관리사 가운은 밝은 색을 선택하여 항상 청결히 하고, 입어서 편한 것을 택하여 관리

시 불편함이 없는 것을 택한다.
④ 깨끗하고 소리나지 않는 실내용 신발을 사용한다.
⑤ 몸의 체취와 구취가 없어야 한다. (마스크 착용)
⑥ 명찰을 항상 착용하여 고객에게 자기를 알리고, 고객에게 신뢰감을 조성한다.
⑦ 짧게 잘 다듬어진 에나멜을 하지 않은 손톱을 유지한다.
⑧ 손은 항상 따뜻하게 관리 유지시킨다.
⑨ 액세서리는 수수한 것으로 하되 관리 시에는 착용하지 않는다 .
(특히, 전기기기 관리시 액세서리는 착용하지 않는다.)
⑩ 고객을 맞이할 때나 관리 시 친절하며 항상 밝은 미소로 대한다.
⑪ 올바른 자세 습관을 들인다.

1 - 2. 자세와 균형

올바른 자세는 피로를 막아주고 외모를 보다 좋아 보이게 하며 에스테티션으로서의 일상 업무와 관련하여 볼 때 품위 있는 동작을 보여줄 수 있기 때문에 매우 중요하다. 좋은 자세는 자기관리의 중요한 일부분이다. 좋은 자세를 계속 시행하면 많은 신체장애를 예방하는 데 도움이 된다. 좋은 자세를 취하면 균형이 잡히고 단정한 모습의 사람으로 보이게 된다. 에스테티션에게는 외모, 균형잡인 몸가짐, 인간성 같은 요소들이 지식이나 기술만큼이나 중요하다.

1) 서있는 자세

① 체중을 발뒤꿈치가 아니라 발바닥에 둔다.
② 어깨는 뒤로 젖힌다.
③ 허리를 곧게 편다.
④ 배를 안으로 집어넣는다. 만일 체중이 많이 나가지 않더라도 자세가 잘못 되었을 때는 배가 앞으로 나오게 된다.
⑤ 머리를 뒤로 들어준다. 이 자세는 자신감 있어 보이게 하며 어깨의 통증을 감소시킨다.

2) 올바르게 앉는 자세

① 무릎 아래는 다리를 곧게 펴고 앉는다.
② 무릎을 고르게 하고 의자에 앉는다. 이렇게 하면 위와 아래의 다리가 직각이 된다.
③ 허벅지의 무게는 척추 끝이 아니라 대퇴골에 가도록 한다.
④ 허리를 쭉 편다.
⑤ 의자의 높이를 바르게 하여 일을 하고 있을 때 팔꿈치 위와 아래의 팔의 각도가 적절하게 유지되도록 한다.

1 - 3. 고객을 대할 때

① 전문지식을 가지고 상담에 응한다.

② 외모를 단정히 하고 가벼운 M/up을 해준다.

③ 관리 후 배웅은 현관까지 한다.

④ 자신의 기분을 겉으로 드러내지 않도록 한다.

* Soin Esthetic→ 보살피다, 배려하다

인간의 마음에 만족과 쾌감을 주는 배려 있는 조치

(전문 에스테티션으로서 가져야 할 마음)

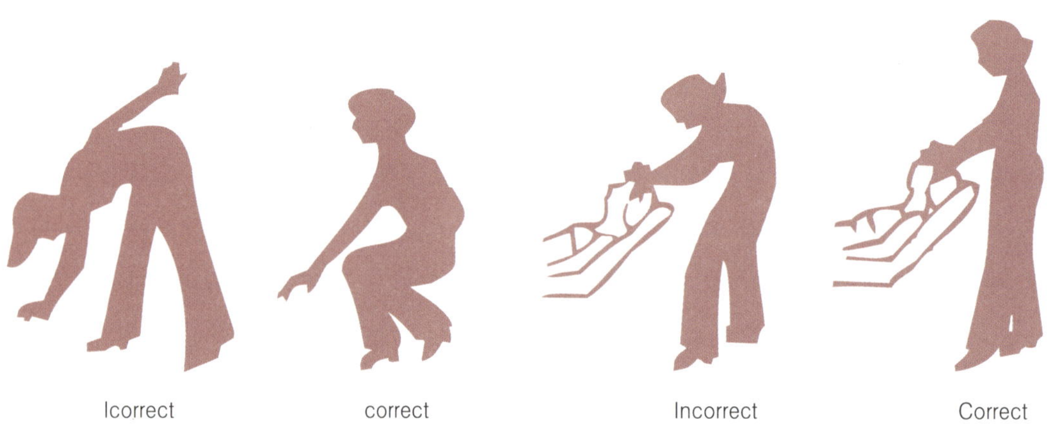

<그림 1> 관리자 자세

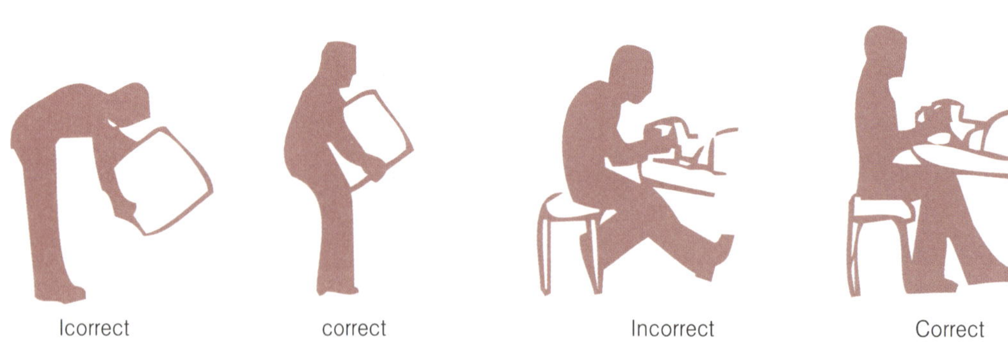

<그림 2> 관리자 자세

Ⅲ.피부관리실(Esthetic salon)

1. 관리실의 내부 환경

① 환기가 잘되고 효과적인 조명이어야 한다. - 간접 조명
② 냉, 난방이 설치되어 있어야 한다.
③ 부드럽고 밝은 색을 이용하여 실내 분위기를 편안하고 안정된 느낌이 들도록 한다.
④ 바닥이나 벽은 청소하기 쉬운 재질로 되어 있어야 한다.
⑤ 의자와 침대는 닦을 수 있는 재질을 이용한다.
⑥ 냉, 온수의 사용이 편리해야 한다.
⑦ 방음시설이 되어 있어야 한다.
⑧ 쓰레기통은 뚜껑이 있는 것을 사용한다.
⑨ 취사 및 취침은 하지 않는다.
⑩ 애완동물은 절대 들어오게 해서는 안 된다.
⑪ 도구나 기구는 옷 주머니에 넣고 사용해서는 안 된다.
⑫ 항상 정리, 정돈된 분위기를 유지한다.
⑬ 경영자의 면허증, 사업자등록증은 벽면에 걸어 두어야 한다.

2. 관리실의 위생

① 주변의 위생 : 고객을 맞기 전에 청결히 정돈되어 있어야 한다.
② Cream 사용법 : 스파튤라(spatula)를 사용한다.
한 번 튜브 밖으로 나온 화장품은 다시 넣지 않는다.
③ 붓, 해면을 사용 후 자외선 소독기에 살균시킨다. (20~30분)
④ 침대커버와 터번은 관리할 때마다 바꿔야 한다.
⑤ 손의 청결 : 관리 도중 헤어밴드는 만졌을 때 반드시 씻어야 한다.
(알코올로 닦아도 된다.)

제 2 장

피부관리를 위한 준비 과정

Ⅰ. 피부관리시 준비물 및 준비 상태

1. 베드 상태

1) **침대** : 장시간 고객이 누워 있어야 하므로 높낮이 조절이 가능한 것을 선택한다. 베개나 다리 쿠션을 이용할 수 있다.

2) **시트, 담요** : 항상 깨끗이 세탁되어 있어야 하며 부드러운 것을 선택한다.

3) **레자** : 바디관리(body treatment)나 데콜테마사지(decoltage massage)시 사용된다.

4) **수건** : 위생적인 면 재료를 선택하고 흰색으로 한다. 1회 사용

5) **터번** : 부드럽게 머리카락을 감싸는 데 이용된다.

6) **고객가운** : 가슴 부위에도 마사지를 행할 수 있는 가운과 어깨를 덮는 보조가운이 있어야 하며, 입어서 편해야 한다.

2. 정리대 준비 상태

1) **화장솜(cotton)** : 젖은 상태로 사용하며 화장수를 바르거나 팩이나 필링시 아이패트로 사용한다.

2) **스파튤라(spatula)** : 화장품 사용시 덜어쓸 때 사용하며 제품 사용시 위생적으로 사용한다.

3) **면봉(cotton ball)** : 나무로 된 것을 사용하며 부분 화장을 지울 때나 국소용 제품을 도포할 때, 여드름을 제거할 때 사용한다.

4) **티슈(tissue)** : 화장품을 제거시 사용하며 향이 없는 것을 선택한다.

5) **거즈(gauze)** : 마스크 및 팩을 할 때 사용한다.

6) **보올(bowl)** : 해면을 물에 적셔 사용할 때나 팩 재료를 혼합시 사용한다.

7) **해면(sponge)** : 크린싱이나 팩 제거시 피부에 남아있는 잔여물을 자극없이 제거하는 데 사용한다.

8) **팩브러시**(pack brush) : 팩제를 피부에 도포할 때 사용하며 부드러운 질감을 선택한다.
9) **가위**(scissors)
10) **생리식염수**(saline) : 관리시 눈에 이물질이 들어갔을 경우 신속히 제거한다.
11) **호일, 랩**(foil, wrap) : 피부관리 목적에 따라, 또는 팩의 효과를 높이기 위해 사용한다.
12) **스팀타월**(steam tower) : 크린싱, 마사지, 팩, 필링 등 피부에 남은 잔여물 제거시 사용한다.
13) **쓰레기통**(waste) : 뚜껑이 달린 것을 사용하며 항상 청결하게 한다.
14) **고객카드**(client card)
15) **화장품**(cosmetics) : 피부 유형과 피부 관리의 목적에 따라 전문 화장품을 준비한다.

3. 고객에 대한 준비

1) 탈의실에서 속가운으로 갈아 입고 실내화를 신도록 한다.
(관리사는 갈아 신은 신발을 신기 쉽도록 정리해 놓는다.)
2) 앞가슴(decoltage)을 노출시킨다.
3) 고객의 액세서리는 관리시 제거하여 봉투에 넣어 고객 이름을 기록하고, 고객 스스로 보관하도록 한다.
4) 침대 위에 깨끗한 시트를 깔고 머리부위에 중간 크기의 타월을 깔고 팔과 다리를 가지런히 하고, 가벼운 담요를 덮어준 뒤 가슴 위를 타월로 마무리하여 덮는다.
5) 고객의 머리가 침대 끝과 일치되도록 최상단에 오도록 눕히며, 터번시 귀가 겹쳐지지 않도록 주의하고 머리카락이 나오지 않게 머리터번으로 감싼다.

제 3 장

안면관리

안면 기초관리를 하는 순서는 제품의 종류와 관리 방법에 따라 약간씩 차이가 있으나 대개 다음과 같다. 기본 안면 관리 시간은 1시간 30분~2시간 정도 소요된다.

클린싱 – 해면 사용하기 – 온습포 사용 – 토너로 피부정돈 – 피부분석과 판별 – 피부 타입에 맞는 딥클린싱 – 안면마사지 – 닦아내기 – 온습포 사용 – 마스크 요법 – 냉습포 사용

Ⅰ.클렌징(Cleansing)

클렌징은 피부에 묻어있는 피지, 먼지 등의 더러움을 제거하여 피부 호흡을 원활하게 하고 피부 위생을 유지하게 하며, 혈액순환 촉진 및 트리트먼트의 효율성을 높여주는 기본적인 손질단계이다.

1. 포인트 메이크업 클렌징(Point make – up cleansing)

◆ 의미 : 고객과의 첫 대면(대화)으로 최대한 편안함을 제공하여 준다

주의사항) 제품이 눈에 들어가지 않도록 유의한다.

세게 누르지 말고 지긋이 닦아낸다.

◆ 눈가 조직의 특징

① 각질층(보호층)이 얇다.
② 한선, 피지선의 분비가 적다.
③ 반복적인 움직임이 많다.
④ 혈액순환 및 림프순환이 저하되어 있다.
⑤ 혈관, 신경이 집중되어 있다.
⑥ 피부결합 조직이 엉성하다.

◆ 입술 조직의 특징

① 각질층이 매우 얇다.
② 침샘이 있어 입술을 촉촉하게 한다.
③ 피지선이 거의 없기 때문에 춥거나 건조할 경우 입술이 마르기 쉽다.

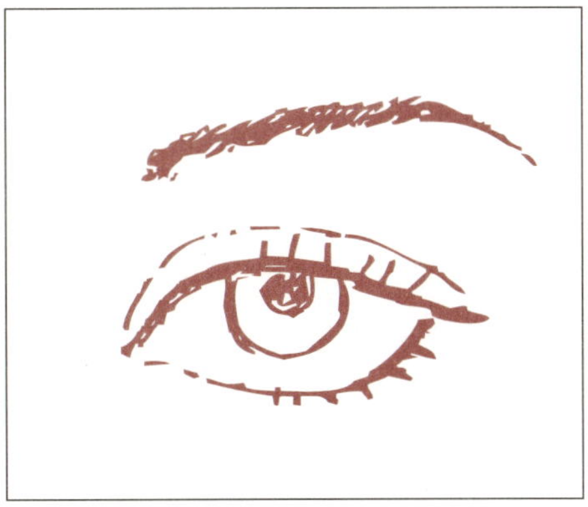

(1) 시술 방법

* 개인 접시에 젖은 화장솜과 면봉을 미리 준비해 놓는다.

1) Eye & Eye brow 지우기

① 눈두덩 바깥에서 → 안쪽으로

② 눈밑 안쪽에서 → 바깥쪽으로 제거

③ 눈썹꼬리에서 눈썹머리를 향해 eye brow 제거

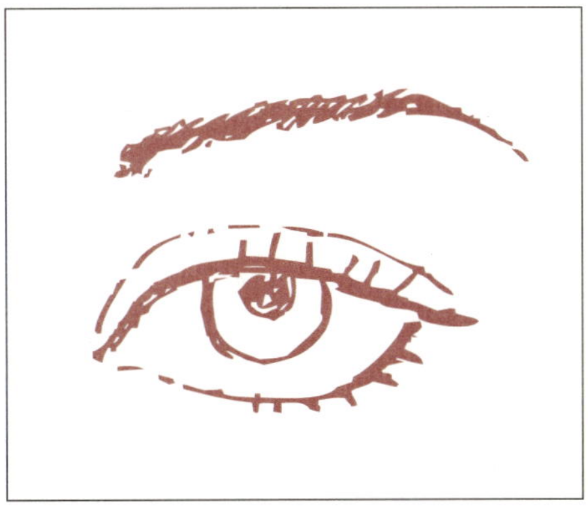

2) Mascara & Eye Liner 지우기

: 리무버를 묻힌 화장솜과 면봉을 이용한다.

→ 눈밑에 화장솜을 대고 면봉으로 eye liner와 mascara를 깨끗하게 제거한다.

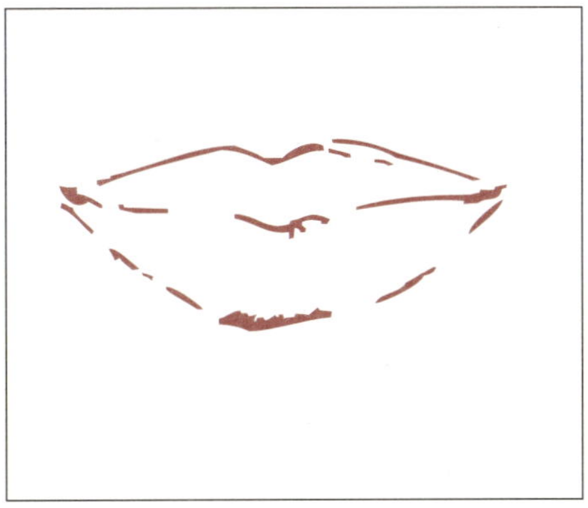

3) Lip 지우기

: 한 손으로 입술 구각에 고정을 하고 리무버를 묻힌 화장솜으로 입술을 아랫입술, 윗입술 순으로 립스틱을 제거한다. 입술의 립스틱 잔여물은 면봉을 이용하여 제거한다.

포인트 메이크업 제거해 드리겠습니다!

2. 클렌징(Cleansing)

(1) 시술 방법

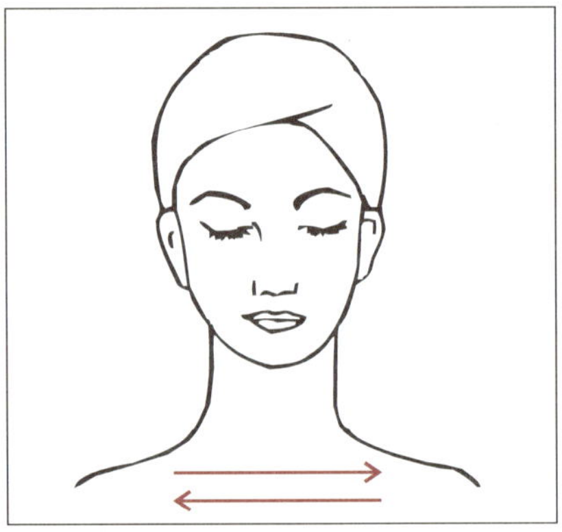

① **앞가슴 쓰다듬기**

양 손바닥을 좌우로 쓰다듬어 준다.

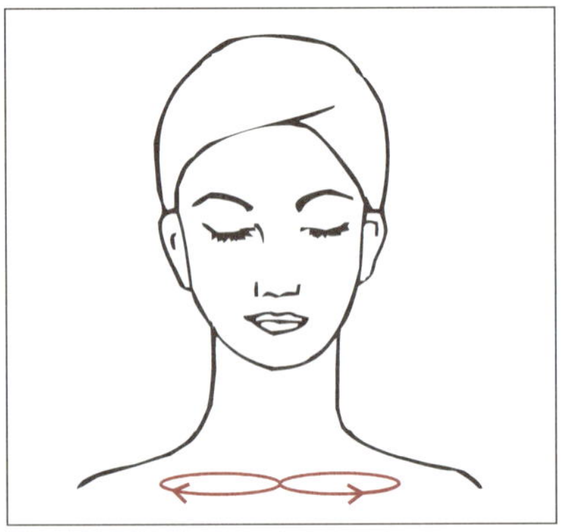

② **앞가슴 8자 그리기**

네 손가락을 이용하여 좌, 우측으로 크게 8자를 그려준다.

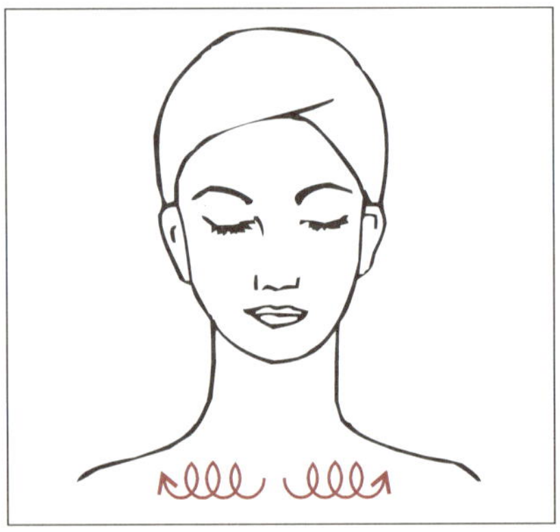

③ **앞가슴 나선형으로 원그리기**

네 손가락를 이용하여 중앙에서 바깥쪽으로 나선형으로 원을 그려준다.

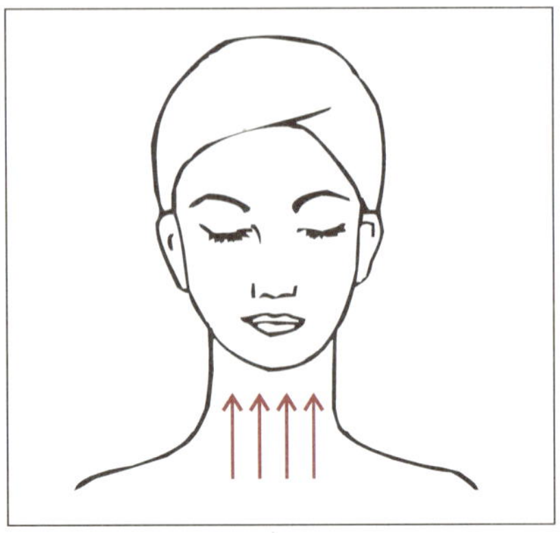

④ **목 쓸어올리기**

어깨를 감싸고 올라와 목을 손바닥을 이용하여 세로 방향으로 쓰다듬는다.

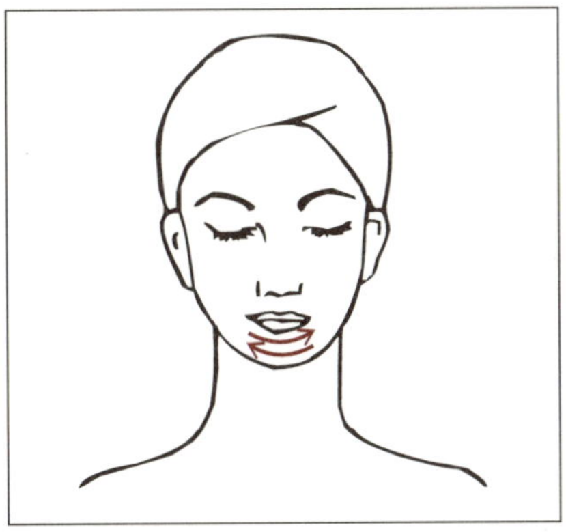

⑤ 턱 쓰다듬기

턱을 좌우로 손바닥 전체를 이용하여 쓰다듬는다.

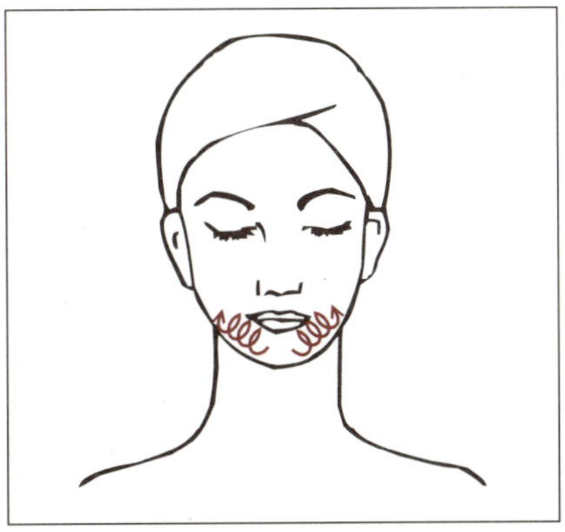

⑥ 턱 나선형 원그리기

네 손가락을 이용하여 턱주위를 나선형으로 원을 그려준다.

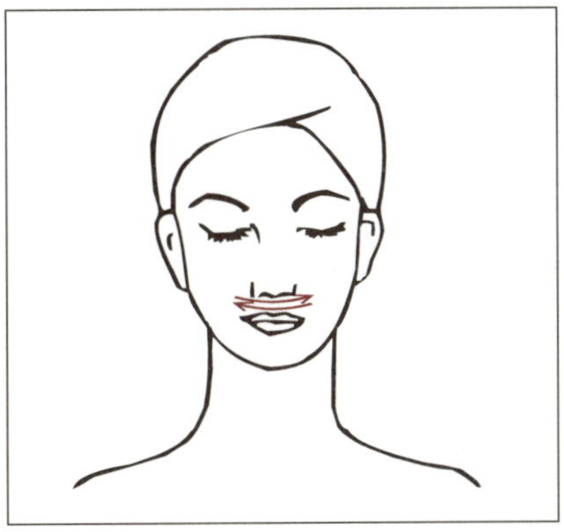

⑦ 구륜근 주위 문지르기

검지와 중지를 벌려 턱밑을 돌아 입 주변 구륜근을 양손 번갈아가며 문지른다.

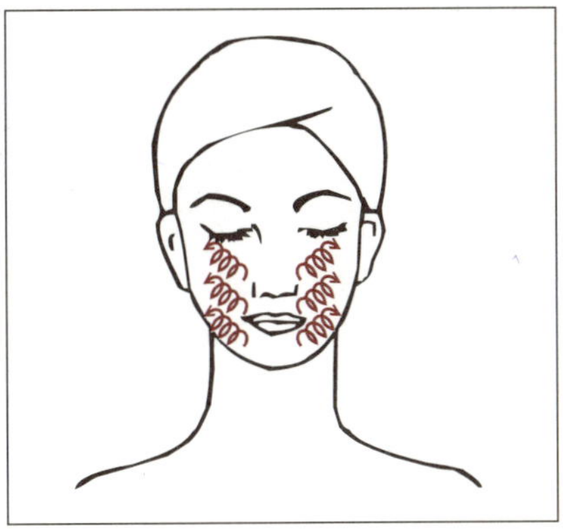

⑧ 볼 나선형으로 원그리기

볼을 3등분하여 관자놀이 방향으로 나선형으로 원을 그려준다.

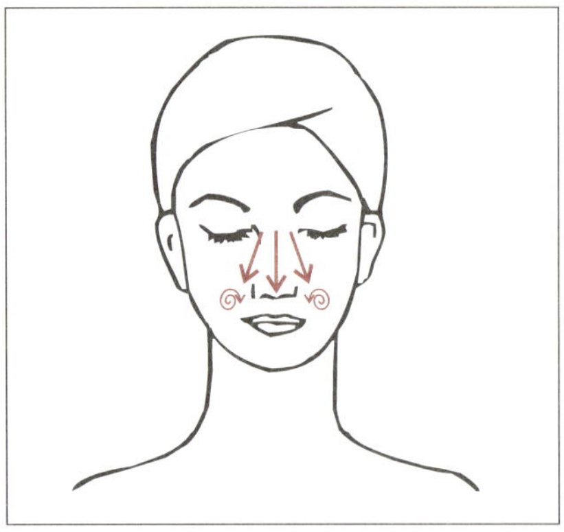

⑨ **콧망울, 콧등 문지르기**

깍지 끼고 중지를 이용하여 콧방울, 콧대, 코옆을 문지른다.

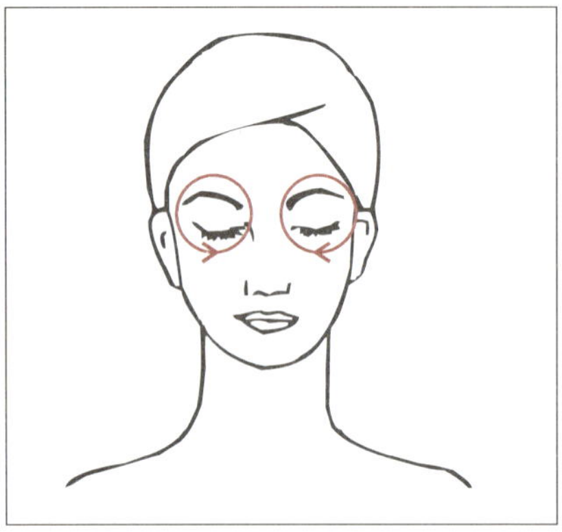

⑩ **눈 주위 원그리기**

깍지 끼고 중지를 이용하여 눈 주위를 원을 그린다.

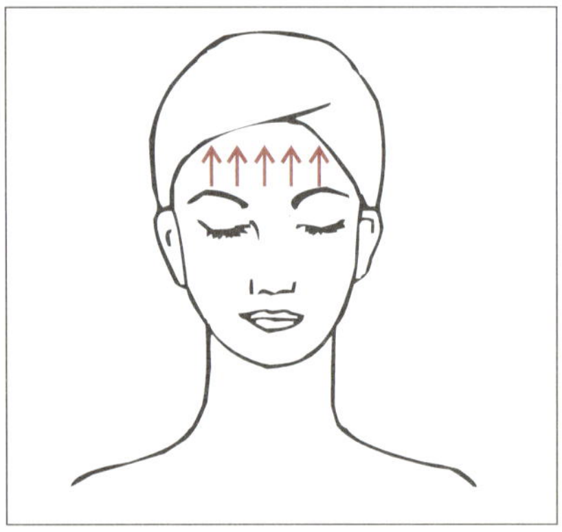

⑪ **이마 쓰다듬기**

이마를 전두근 방향으로 쓰다듬어 준다.

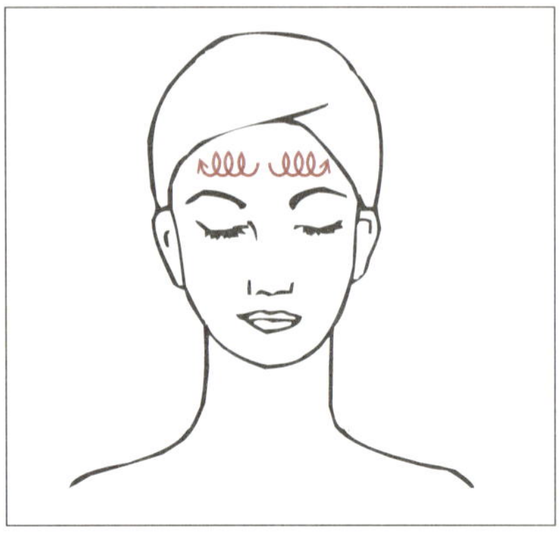

⑫ **이마 나선형으로 원그리기**

네 손가락을 이용하여 중앙에서 바깥쪽으로 나선형으로 원을 그려준다.

⑬ **얼굴 감싸기**

관자놀이를 누른 후 얼굴 감싸며 턱끝으로 마무리한다.

클렌징 시작합니다!

3. 딥클렌징(Deep cleansing)

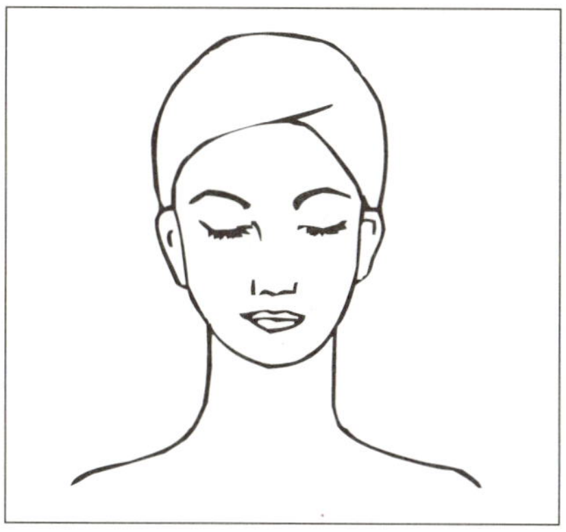

(1) 시술 방법

① 딥클렌저를 손바닥에 적당량 덜어 물과 섞는다.

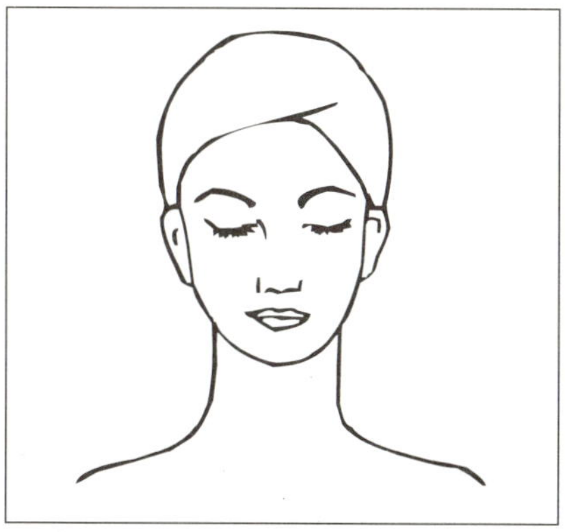

② 손바닥을 붙이고 턱끝→ 볼 → 이마로 올라와서 연결한다.

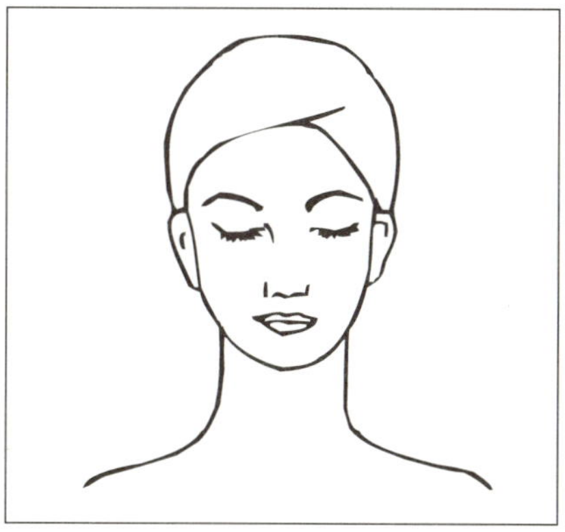

③ 목→ 턱 → 입 주변→ 볼→ 콧방울 · 콧등→ 눈 주변 → 이마 순으로 도포한다.

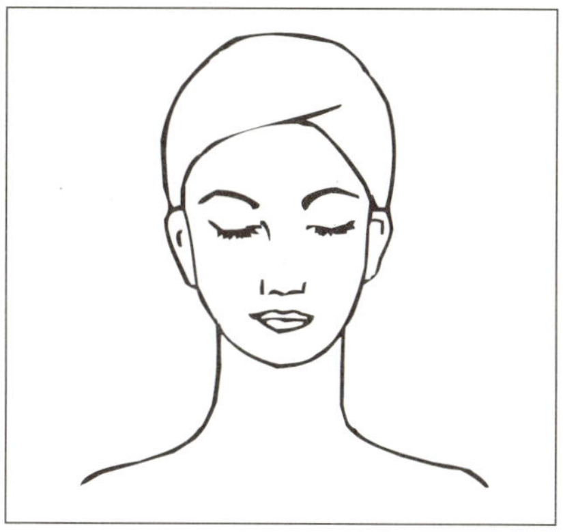

④ 볼타고 내려와 턱끝에서 네 손가락을 고정하고 양 엄지 손가락을 이용하여 턱의 승장 부위를 원을 그리며 둥글린다.

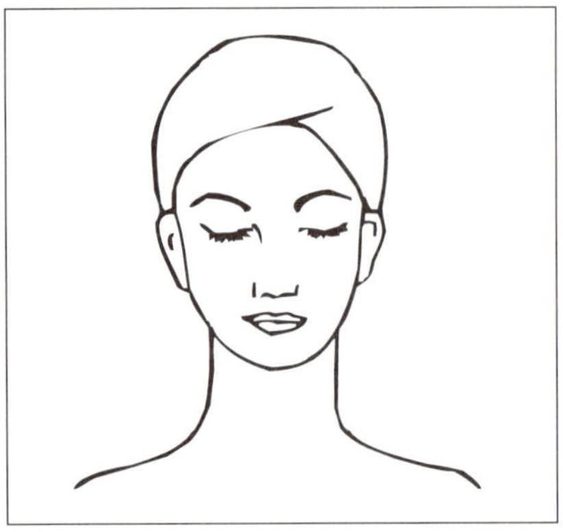

⑤ 턱끝에서 인중으로 다이아몬드 모양으로 엄지를 이용하여 원을 그리고 콧방울과 눈밑 부분을 쓰다듬는다.

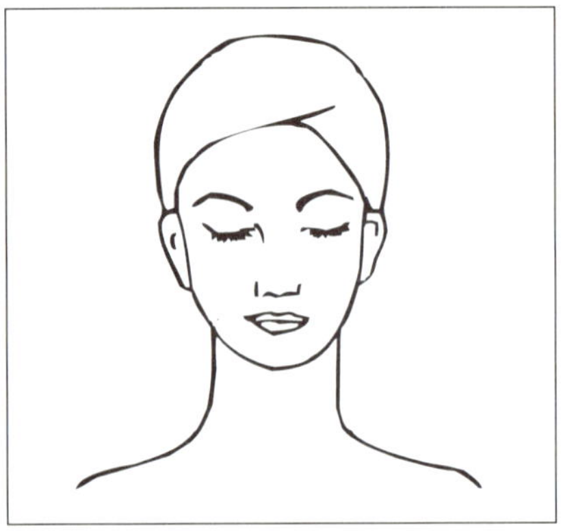

⑥ 볼을 원 그리고 손을 깍지 끼고 중지로 콧방울 → 콧등 → 눈 주변 원을 그리고, 이마를 쓰다듬고 관자놀이 누른 후 볼 타고 턱끝으로 빠진다.

딥클렌징 시작합니다!

Ⅱ.해면(Sponge)

흡착력이 뛰어난 해면의 특성을 이용하여 클렌징이나 마사지 후 얼굴이나 바디에 남아있는 잔여물을 제거하기 위해 사용한다.

(1) 해면 사용시 주의점

해면은 재사용해야 하므로 중성세제로 깨끗이 세척한 뒤 자외선 소독기에 넣어 소독한다. 사용할 때는 미리 보울에 넣어 물을 흡수시킨 다음 사용한다.

(2) 해면 사용 동작

1) 해면 2개를 이용하여 한 손으로 짜서 물기가 없어질 만큼 한다.
(물기가 너무 없을 경우 닦아 낼 때 피부에 부담을 주므로 해면에 적당량의 수분을 유지한다.)
2) 양 손의 해면을 검지로 끼어 준비한다.
3) 눈 위에 해면을 얹은 후, 안쪽에서 바깥쪽으로 닦아낸다.
4) 콧등과 콧방울을 닦아주고 콧등으로부터 이마까지 중앙선을 그은 후, 이마의 중심에서 바깥쪽으로 양쪽 모두 닦아내는데 이때 헤어라인, 이마, 눈썹 위를 같은 방법으로 메이크업 잔여물을 모두 닦아낸다.
5) 해면 두 장을 콧방울 옆에 대고 볼을 3등분하여 중앙에서 바깥쪽으로 닦아낸다.
6) 입술과 입 주위를 닦아내고 턱과 목선도 중앙에서 바깥쪽으로 닦아내며, 마무리로 귓볼을 닦아내는 것을 끝으로 한다.
7) 해면을 뒤집어 가슴 중앙에서 바깥쪽으로 3번 나누어 닦은 후, 어깨를 돌리며 메이크업 잔여물을 닦아낸다.

Ⅲ.습포(Compress)

(1) 습포의 종류와 효과

1) 온습포 : 높은 온도의 습기찬 수증기는 오래된 지방을 녹이고, 표피 제일 윗층의 죽은 세포를 자연스럽게 제거해준다.

① 효 과

- 혈액순환 촉진
- 모공 확장(먼지, 피지, 기타 불순물 제거)
- 죽은 각질 제거
- 피지선의 자극
- 한선에 있는 독소와 기타 불순물 제거
- 적절한 수분 공급
- 적절한 습도 유지

② 주의사항

- 지나치게 뜨겁지 않은 타월 사용
- 예민한 피부 모세혈관 확장 피부, 염증 유발 가능성 피부는 습포를 피한다.
- 소독된 타월 사용, 탈모 후에는 온습포 사용금지

2) 냉습포

① 효과

- 피부를 수렴 긴장시킨다.
- 혈관 수축작용으로 염증 완화 및 탄력 유지
- 소양증이 있는 피부의 진정 효과

② 주의사항

- 민감피부나 모세혈관이 확장된 피부에는 지나친 냉습포를 피한다.
- 냉습포는 소독된 것을 사용하고 팩 후 또는 피부관리 마지막 단계에서 사용한다.

(2) 습포 사용시 주의점

- ◆ 습포는 접어서 깨끗한 물에 적신 후 꼭 짜서 온장고에 넣어 둔다.
- ◆ 온장고에서 온습포를 꺼낼 때는 집게를 이용하여 손이 데지 않도록 하며, 관리사는 손님의 얼굴에 온습포를 얹기 전에 손목 안쪽에 온습포를 대어 온도를 확인한 후 사용한다(모든 동작은 베드 옆에서 실시한다).
- ◆ 습포 사용시 타월의 깨끗한 면을 골고루 사용하도록 하고 밀착감 있게 실시하되, 너무 세게 사용하여 피부에 자극이 되지 않도록 한다.

- 귀의 뒤, 액와 등도 세심하고 깨끗하게 닦아 잔여물이 남지 않게 한다.
- 습포를 건낼 때는 손님이 누워 있는 베드 위로 던지거나 하지 않는다.

(3) 습포 사용법

1) 시술방법

① 타월을 따뜻하게 하여 관리사의 손바닥 위에 습포를 얹어 놓는다.
② 손님의 입술 위에 습포를 얹은 후 아래로 한 번, 위로 한 번 살짝 타월을 당겨준다.
③ 습포를 고객의 콧구멍만 빼고 삼각으로 접어준다.
④ 관리사는 손님의 눈두덩, 이마, 헤어라인, 관자놀이 부분에 약간의 압박을 준 후 승장, 지창, 관골 주변을 압을 준다.
⑤ 접어놓은 습포를 펼친 후 손님의 목에 내려 놓고 습포 안에 관리사 손을 집어넣은 후 얼굴을 위에서 아래로, 중앙에서 바깥쪽으로 메이크업 잔여물을 닦아낸다.
마무리로 귓볼을 잘 닦아준 후, 다 사용한 습포는 잘 접어 정리대 위에 올려놓는다.

따뜻합니다! 뜨겁습니다!

Ⅳ.화장수 도포

세안 후 화장수를 사용하는데 화장수는 토너, 토닉, 스킨 토닉, 토닉 로션, 후레쉬너, 아스트린젠트 등의 다양한 이름으로 부른다. 화장수는 일반적으로 정제수, 보습제, 알코올을 기본 원료로 하고 있으며 피부 유형이나 상태에 따라 알코올을 함유하고 있지 않거나 기타 하마멜리스 등의 약초 추출물 및 활성 성분, 아로마 정수 성분 등을 추가로 배합하고 있다.

(1) 화장수의 기능

1) 세안 후 남아 있는 노폐물이나 메이크업 잔여물을 닦아내 피부를 청결하게 한다.
2) 각질층에 수분 공급 및, 피부 생리작용의 조절.
3) 피지막의 pH 조절.

(2) 화장수의 종류

1) **유연화장수** : NMF 등의 보습 성분과 유연 성분이 특히 많이 함유되어 건성 또는 노화 피부에 효과적으로 사용한다.

2) **수렴화장수** : 흔히 아스트린젠트라 불리우며 각질층에 NMF 등 보습 성분을 통해 수분을 공급하고 모공을 수축시켜 피부 결을 섬세하게 정리한다. 약산성 상태로 피부의 pH를 조절하고 주로 지성 · 복합성 피부에 사용한다.

3) **소염화장수** : 피부를 특히 청결하게 해주고 살균, 소독해 주는데 목적을 두며, 동시에 모공수축 및 신선함, 청량감을 주는 화장수이다. 주로 지성 . 여드름 피부 및 복합성 피부의 T-zone 부위와 염증이 생긴 피부에 사용한다.

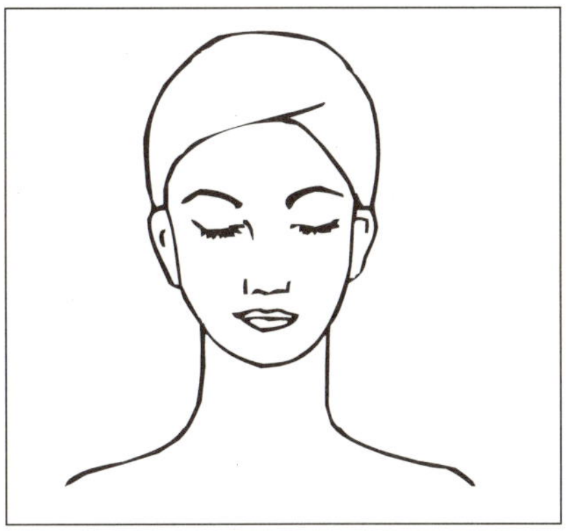

(3) 시술 방법

① 콧방울 · 콧등을 Y모양으로 쓰다듬은 후, 눈두덩과 눈밑을 중앙에서 바깥쪽으로 화장수를 도포한다.

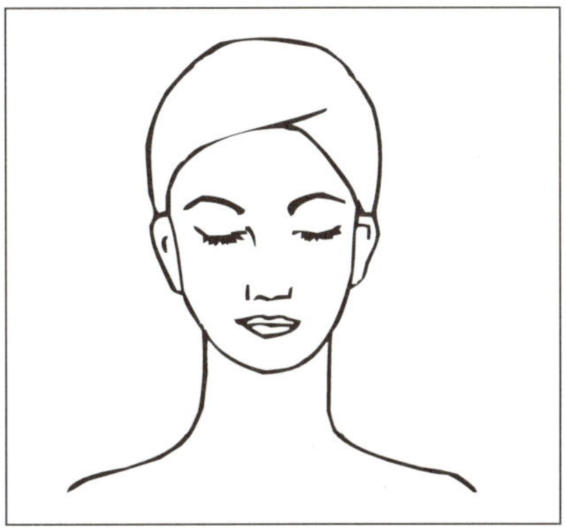

② 오른쪽 볼부터 중앙→바깥쪽으로 사선 방향으로 볼과 턱을 닦아준 후 턱선을 따라 이동한다.

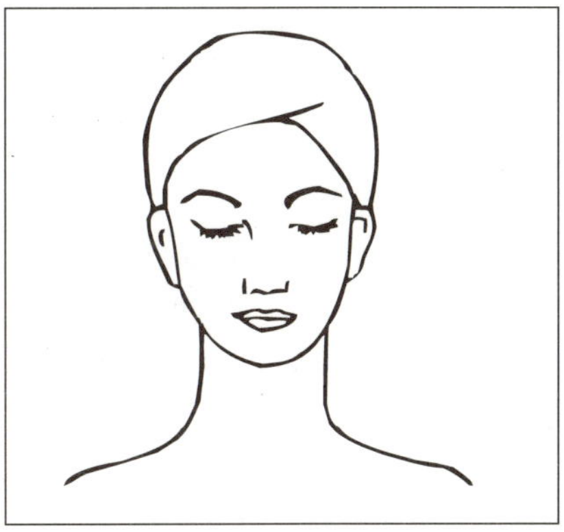

③ 왼쪽볼 ②와 동일하게 닦아준다.

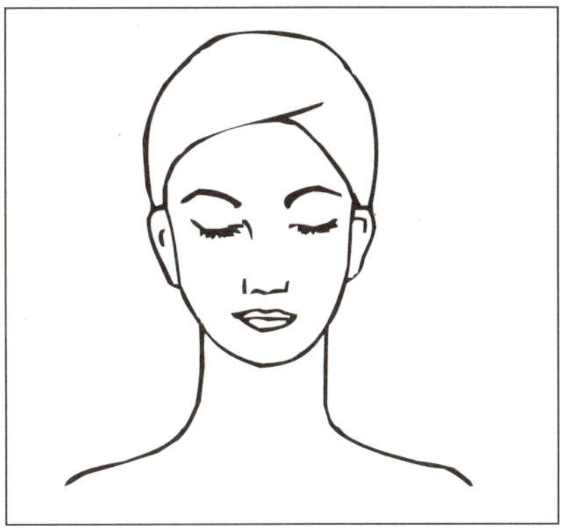

④ 목을 세로 방향으로 쓰다듬은 후 턱끝 → 인중 → 콧방울 콧등 Y자 모양으로 쓰다듬고 손님 오른쪽 관자놀이에서 마친다.

스킨 정리해 드리겠습니다!

Ⅴ. 지압

1. 안면 지압점

(1) 머 리

1) **백회** : 머리정중선과 양귀를 연결했을때 교차점
- 주치증 : 두통, 어지러움, 쇼크, 고혈압, 불면
- 미용증 : 머리카락을 윤기있게, 탈모방지, 전신의 미용

2) **전정** : 백회전방 1.5촌
- 주치증 : 머리의 풍증, 어지럼증, 소아중풍, 부종

3) **상성** : 오장의 정기가 위로 머리에 모여 코, 눈, 머리의 이상증상에 사용되는 중요한 혈 전발제 후방 1초
- 주치증 : 두통, 비염, 비출혈

4) **신정** : 전발제 후방 0.5촌
- 주치증 : 두통, 어지럼증, 비염, 정신과질환

6) **후징** : 백회후방 1.5촌
- 주치증 : 편두통, 감기, 불면증

(2) 눈

1) **찬죽** : 눈썹머리시작점. 눈썹머리 내측에 약간 들어가 있는곳
- 주치증 : 눈이 부을때, 두통, 근시, 급성결막염
- 미용증 : 눈가 주름완화, 눈이 부을때, 눈의 떨림

2) **사죽공** : 눈썹바깥끝의 함요부
- 주치증 : 두통, 각막염, 안면신경마비
- 미용증 : 안면근육의 경직, 눈썹끝단의 모공확대, 눈의 피로회복, 눈두덩처짐방지, 잔주름

3) **청명** : 눈머리지압점, 맑고 아름다운 눈유지에 효과적
- 주치증 : 신장염, 늑간신경통, 히스테리, 암내
- 미용증 : 눈가주름완화, 눈을밝게, 눈이 부었을때

4) **동자료** : 눈꼬리지압점, 외측눈꼬리의 들어간곳
- 주치증 : 눈의질환, 시신경위축, 안면신경통, 경련

• 미용증 : 안면근육경직, 안면의 붉음증

4) **관자놀이** : 편두통, 어지럼증, 고혈압, 피로회복

(3) 귀

1) **이문** : 귀에 사기가 출입하여 생기는 모든 귀에 대한 질환에 사용된다. 이주부위 앞의 함요처

• 주치증 : 삼차신경통, 안면신경마비, 중이염

• 미용증 : 피부색을 곱게, 안면근육의 경직, 턱선의 비대

2) **청궁** : 귓바퀴 안쪽의 깊숙한곳에 위치, 귀의 이주부위 바로 앞 함요처

• 주치증 : 귀울림, 두통, 어지럼증, 중이염

• 미용증 : 안면주름, 얼굴측면의 여드름, 광대뼈 돌출방지

3) **청회** : 모든귀와 관련된 증상에 좋으며 입을 벌리고 누르면 움푹 들어가는 부위에 있다. 귀밑 지압점

• 주치증 : 이명, 중이염, 안면신경마비, 삼차신경의 이상

• 미용증 : 안면근육경직, 안명의 붉음증

(4) 코, 볼, 턱

1) **영향** : 콧망울지압점, 코양옆 비익의 양옆 5촌

• 주치증 : 안면신경마비, 결막염

• 미용증 : 여드름, 피지의 과다, 입냄새, 코주변의 여드름, 웃을때 입이 한쪽으로 쏠리는 경우

2) **인중(수구)** : 콧날아래의 도랑중앙, 입과코의 중간

• 주치증 : 당뇨병, 뇌출열, 뇌빈혈, 얼굴풍증, 히스테리, 정신불열증

• 미용증 : 안면근육의 경직, 결절형 여드름

3) **승읍** : 동공의 바로아래 눈구멍 위쪽에 위치

• 주치증 : 눈병, 야맹증, 눈물과다, 원시, 근시

• 미용증 : 눈가주름완화, 눈가늘어짐방지

4) **사백** : 동공의 바로아래 1촌, 승읍의 3분아래

• 주치증 : 삼차신경통, 피로, 두통, 축농증, 각막염, 근시

• 미용증 : 안면근육의 경직, 눈꺼풀떨림, 눈가주름완화, 눈가늘어짐

5) **거료** : 얼굴의 중앙의 튀어나온 뼈 밑의 함요부, 눈을 똑바로 뜬 상태에서는 눈동자 아래로 이은선과 영향의 가로선이 만나는 곳

- 주치증 : 안면신경마비, 치통
- 미용증 : 볼처짐방지, 얼굴형을 예쁘게 해줌

6) **지창** : 입술 양쪽끝 지압점. 구각외측 0.4촌
- 주치증 : 안면신경마비, 입경련, 침흘릴때
- 미용증 : 입술이 헐거나 갈라질때 입꼬리처짐의 방지

7) **승장** : 턱중앙지압점, 정중선상에서 아래 입술바로아래
- 주치증 : 중풍, 얼굴신경마비, 목이 뻣뻣할 때
- 미용증 · 안면의경직, 턱부위의 불균형

2. 후두부 지압점

1) **아문** : 후발제 함요처인데 경추의 정중앙 머리가 나기 시작되는곳이 되고, 설근과도 연계되어 있어서 이 곳에 침을 놓으면 발음을 순조롭게 하고, 말더듬을 해소하는 문이 되므로 아문이라 한다.
- 제 1,2 경추 극돌기 사이에 위치, 후발제 정중 상방 5분
- 주치증 : 두통, 뇌막염, 뇌출혈

2) **천주** : 아문양방 1.3촌
- 주치증 : 두통, 불면증, 신경쇠약
- 미용증 : 어깨 근육의 경직, 코가 마를때, 입술이 아플때, 신경성 여드름, 후발제 부위가 붉어질때, 눈이 붉어질때

3) **풍지** : 승모근과 흉쇄유돌근 상단사이의 함요처, 독맥의 풍부와 같은 선상에 있다.
- 주치증 : 두통, 시력강퇴, 콧병, 뇌신경질환
- 미용증 : 어깨부위가 판단해짐, 감기로 인한 얼굴의 붉어짐, 안면부종

4) **완골** : 귀뒤쪽에 볼록튀어나온 뼈뒤의 오목한곳, 유양돌기 후연의 함요처
- 주치증 : 이하선염, 두통, 구안와사, 중이염
- 미용증 : 얼굴부종, 안면신경의 이상, 턱선의 늘어짐, 목의 두꺼워짐, 어깨의 경직

5) **예풍** : 유양돌기와 하악골 사이의 함요처주치증) 이하선염, 이명, 언어장애
- 미용증 : 여드름, 얼굴근육의 경직, 안면의 비화농성 여드름, 모낭각화, 볼부위여드름, 안면신경의 경직

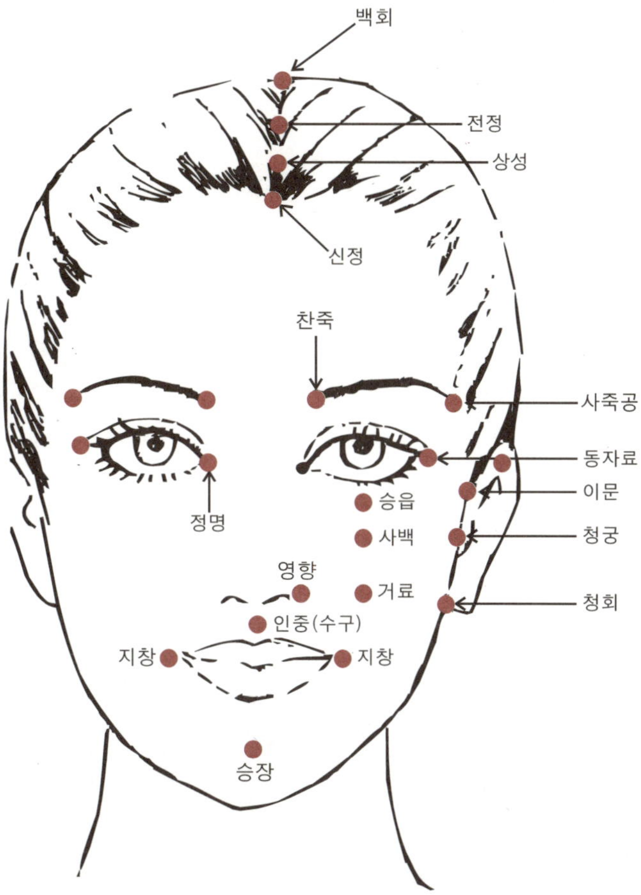

<그림 3> 안면지압점

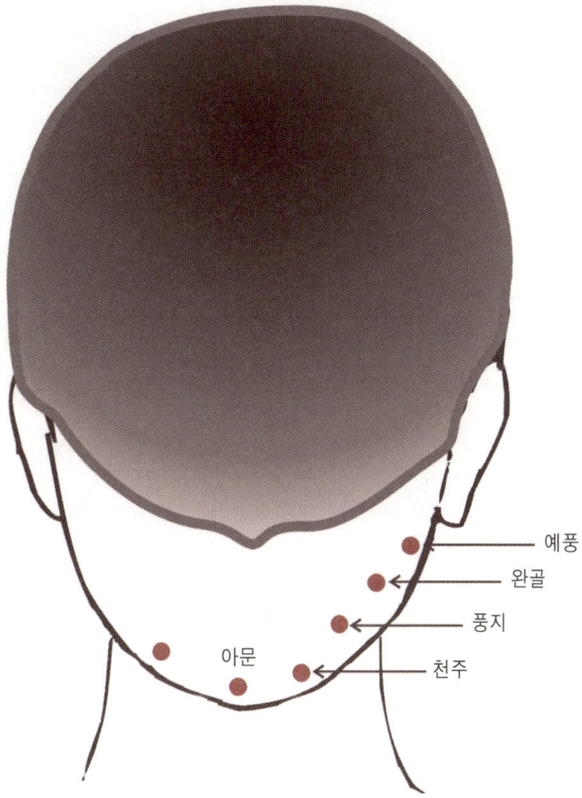

<그림 4> 후두부 지압점 첨부

<안면과 후두부 지압점을 찾고 명칭넣기>

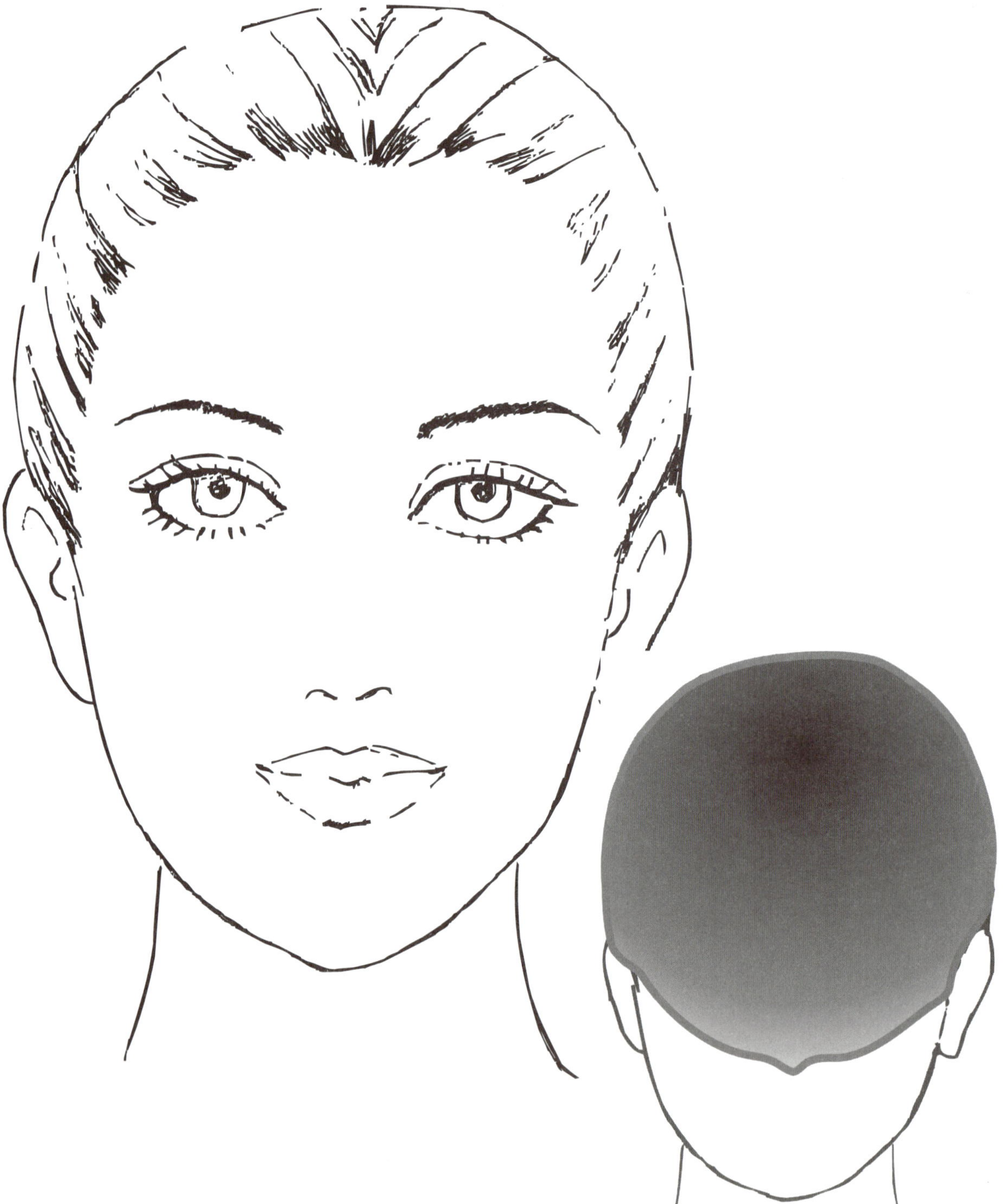

〈그림 5〉

Ⅵ. 마사지(Massage)

1. 마사지의 기본 요소

마사지의 효과를 높이기 위해서는 마사지의 기본 요소에 대한 정확한 이해가 필요하다. 즉 균등한 리듬의 유지, 바른 마사지율, 해당 부위에 정확한 손 동작, 적당한 자세를 유지, 조직의 종류에 따라 규칙적인 압박을 한다. 이러한 요소는 올바른 마사지를 실행하기 위하여 반드시 주의 깊게 관찰되어야 한다.

(1) 리듬

리듬은 마사지의 실행에 있어서 중요한 요소로 균등한 리듬을 유지하여야 한다.

(2) 마사지율

마사지율은 일반적으로 천천히 부드럽고 유연하게 실시해야 하나 고타법(tapotment)과 진동법(vibration)은 예외이다.

(3) 손의 유연성

마사지의 기술을 쉽게 습득하기 위해서는 항상 손을 부드럽고 유연하게 유지할 수 있도록 노력하여야 한다. 손의 유연성을 유지하기 위하여 지속적이고 충분한 손동작 운동이 필요하다.

(4) 손의 압박과 접촉

마사지는 손을 피부에 직접 접촉, 밀착해야 한다. 따라서 에스테티션의 접촉에 대한 감각과 오랜 경험이 규칙적이며 정확한 압박을 할 수가 있다. 이러한 정확한 마사지 기술은 관리 중 혹은 통증이 있을시 미세한 조직의 손상을 예방할 수 있다.

2. 전통 마사지의 기본 기법

마사지의 기본기법은 5가지로 이루어져 있다.

(1) 경찰법(effleurage or stroking : 쓰다듬기)

마사지의 시작이나 마무리할 때 자주 사용되는 기술로 손바닥을 편평하게 하고 손가락은 약간 구부려 근육이나 피부 표면을 쓰다듬고 어루만지는 방법이다. 일정한 압을 가하면서 혈관이나 림프관의 흐름에 따라 말초(손과 발끝)에서부터 중추부(심장에 가까운 쪽)의 방향으로 쓰다듬는 기술로써 전신에 골고루 사용할 수 있으며, 신체의 넓은 부위인 등과 가슴, 팔과 다리의 상완부위나 허벅지 및 종아리 부위에 많이 사용된다.

① 효 과

- 모세혈관의 확장과 함께 혈액, 림프의 순환 촉진
- 자율신경계에 영향을 미쳐 피부에 휴식을 주며 진정, 긴장 완화로 심리적 안정 효과

② 분 류

- 표면 무찰법(superfical stroking : 표면 쓰다듬기)
- 심부 무찰법(deep stroking : 심부 쓰다듬기)

(2) 유연법(petrissage : 집어주기) : 유날법(kneading : 반죽하기)

마사지법 중 가장 강한 동작으로 손가락 전체를 이용하여 피부를 집어 반죽하는 동작이다. 피부는 집는 방향과 정도에 따라 구분하며, 사선으로 조직을 잡아 리듬감 있게 집어주는 동작을 유연법이라 하고 피부 조직을 깊게 밀착감 있게 압력을 가하면서 반죽하는 동작을 유날법이라고 한다. 무릎과 머리를 제외한 신체의 모든 부위에 사용되며 얼굴의 경우 턱 또는 뺨 부위에 많이 실시한다.

① 효과

- 근육의 경련을 없애준다.
- 근육의 긴장을 이완시키고 근육을 강화시켜 준다.

② 분 류

- 집어주기(petrissage)
- 주무르기, 반죽하기(kneading)
- 당기면서 주무르기(pulling)

(3) 강찰법, 마찰법(friction : 문지르기)

두 손가락의 끝 부분을 피부에 대고 원을 그리면서 조금씩 이동하는 동작이다. 변형된 형태로 비틀기, 꼬집기 등의 동작이 있다. 경찰법보다 강하게 진행하되 원운동을 하는 경우 안면 바깥 방향으로는 힘있게, 안면 중심 방향으로는 가볍게 움직이며 압력을 변화시킨다. 주름이 생기기 쉬운 부위인 이마, 입가, 눈가에 중점적으로 실시한다.

① 효과

- 혈액순환 촉진
- 탄력성 증진 및 결체조직 강화
- 근육의 긴장을 이완

② 분류

- 짜듯이 비틀기(wringing)
- 굴리기(rolling)
- 가볍게 치듯이 문지르기(chucking)

(4) 고타법(tapotment)

손가락 끝, 손의 측면, 손바닥, 주먹, 손 전체를 사용하여 두들기는 동작으로 두드림의 강도에 따라 피부에 더욱 강하게 또는 약하게 작용할 수 있다. 손가락 끝으로 두드리기는 안면 마사지에 사용되고, 손의 측면 또는 주먹과 손 전체로 두드리기는 전신 마사지에 사용된다.

주로 어깨 주위의 근육과 등, 대퇴부위 및 크고 넓은 근육 부위에 사용된다.

① 효 과

- 경직된 근육을 이완시킨다.
- 근육 피로를 해소하며 신경과 근육에 적당한 자극을 주어 기능을 항진한다.

② 분 류

- 손의 측면 또는 손등으로 두드리기(hacking)
- 손을 컵 모양으로 하여 두드리기(cupping)
- 손가락 측면으로 두드리기(slapping)
- 손가락으로 피아노 치듯이 두드리기(tapping)
- 가볍게 주먹을 쥐어 두드리기(beating)

(5) 진동법(vibration : 떨어주기) : (shaking : 흔들기)

손 전체 또는 손가락을 이용하여 해당 부위에 밀착시켜 빠르고 고르게 떨어주는 동작이다. 손가락 관절이나 손목 관절에 힘을 주고 두 손을 동시에 움직여 피부에 빠르고도 고른 진동을 준다. 얼굴, 팔, 다리, 복부 등에 사용한다.

① 효 과

- 근육 및 신경에 자극을 주어 기능을 항진시킨다.
- 근육 진정과 이완 효과를 준다.

② 분 류

- 떨어주기(vibration)
- 견인 진동법(pulling shaking : 끌어당기면서 흔들기)
- 압박 진동법(pressure shaking : 압박하면서 흔들기)

3. 머리근육(두부의 근, muscles of the head)

머리뼈(두개골)를 싸고 있는 근육은 크게 표정을 만드는 얼굴 근육(안면근)과 음식물의 저작에 관여하는 씹기 근육(저작근)으로 구분할 수 있다. 얼굴 근육은 두개골과 건, 건막 혹은 피부 자체에서 시작하여 대부분 피부에서 정지한다. 얼굴의 피부 운동을 주도하여 감정을 표현하는데 관여하므로 표정근(muscles of expression)이라고 하며, 얼굴신경(안면신경)의 지배를 받는다.

(1) 얼굴 근육(안면근, the face)

1) 두개표근(muscles of the scalp)

머리뼈를 싸고 있는 피부 중 이마와 두피 부분의 중요한 근이다.

- a **이마근(전두근, frontalis)** : 눈썹을 위로 당겨 놀란 표정을 만들고 이마에 주름을 만든다.
- s **뒤통수근(후두근, occipitalis)** : 두피를 뒤로 당긴다.
- r **측두두정근(temporopatietalis)** : 모상건막을 옆으로 당긴다.

2) 눈 근육(muscles of the eye)

눈가의 주름을 형성하는데 관여하는 근들로서 눈둘레근(안륜근), 눈썹주름근(추미근), 미모하체근(눈썹내림근) 등이 있다.

- k **눈둘레근(안류근, orbicularis occuli)** : 눈을 꼭 감게 하거나 윙크할 때와 같이 눈을 살짝 감게 한다.
- j **눈썹주름근(추미근, corrugator superilii)** : 눈썹을 내하 방으로 잡아당기며, 미간에 주름을 만든다.
- b **미모하체근(눈썹내림근, depressor supercilii)** : 눈썹을 밑으로 당긴다.

3) 코 근육(muscles of the nose)

- c **코근(비근, nasalis)** : 콧구멍의 크기를 조절한다.

4) 입 근육(Muscles of the mouth)

- **o** 입둘레근(구륜근, orbicularis oris) : 입을 닫고 입술을 오므린다. 휘파람을 불거나 촛불을 끌 때 입모양을 만든다.
- **m** 볼근(협근, buccinator) : 입안의 압력을 유지하고 성난 표정을 만든다.
- **f** 큰관골근(대관골근, zygomaticus major) : 구각을 외 · 상방으로 당겨 웃는 표정을 만든다.
- **e** 작은 관골근(소관골근, zygomaticus minor) : 윗입술을 위로 당겨 부정적인 표정을 만든다.
- **d** 위입술올림근(상순거근, levator labii superioris) : 윗입술 위측부를 위로 당겨 싫은 표정을 만든다.
- ◆ 입꼬리올림근(구각거근, levator anguli oris) : 구각을 위로 당긴다.
- **g** 입꼬리당김근(소근, rigorous) : 구각을 외방으로 당겨 볼에 보조개를 만든다.
- **i** 입꼬리내림근(구각하체근, depressor anguli oris) : 구각을 하방으로 당겨 슬픈 표정을 만든다.
- **h** 아랫입술내림근(하순하체근, depressor labii inferioris) : 아랫입술을 하 · 내방으로 당겨 입을 삐죽 내밀게 만든다.
- **p** 턱근(이근, mentalis) : 턱 피부에 주름을 만든다.

5) 씹기근육(저작근, muscles of mastication)

- **n** 깨물근(교근, masseter) : 하악골을 위로 당긴다.
- **r** 관자근(측두근, tmporalis) : 하악골을 상 · 후방으로 당긴다.
- ◆ 내근날개근(내측익돌근, medial pterygoid) : 하악골을 상 · 외측으로 당긴다.
- ◆ 외측날개근(외측익돌근, lateral ptergyoid) : 하악골을 앞으로 당기며 턱을 연다.

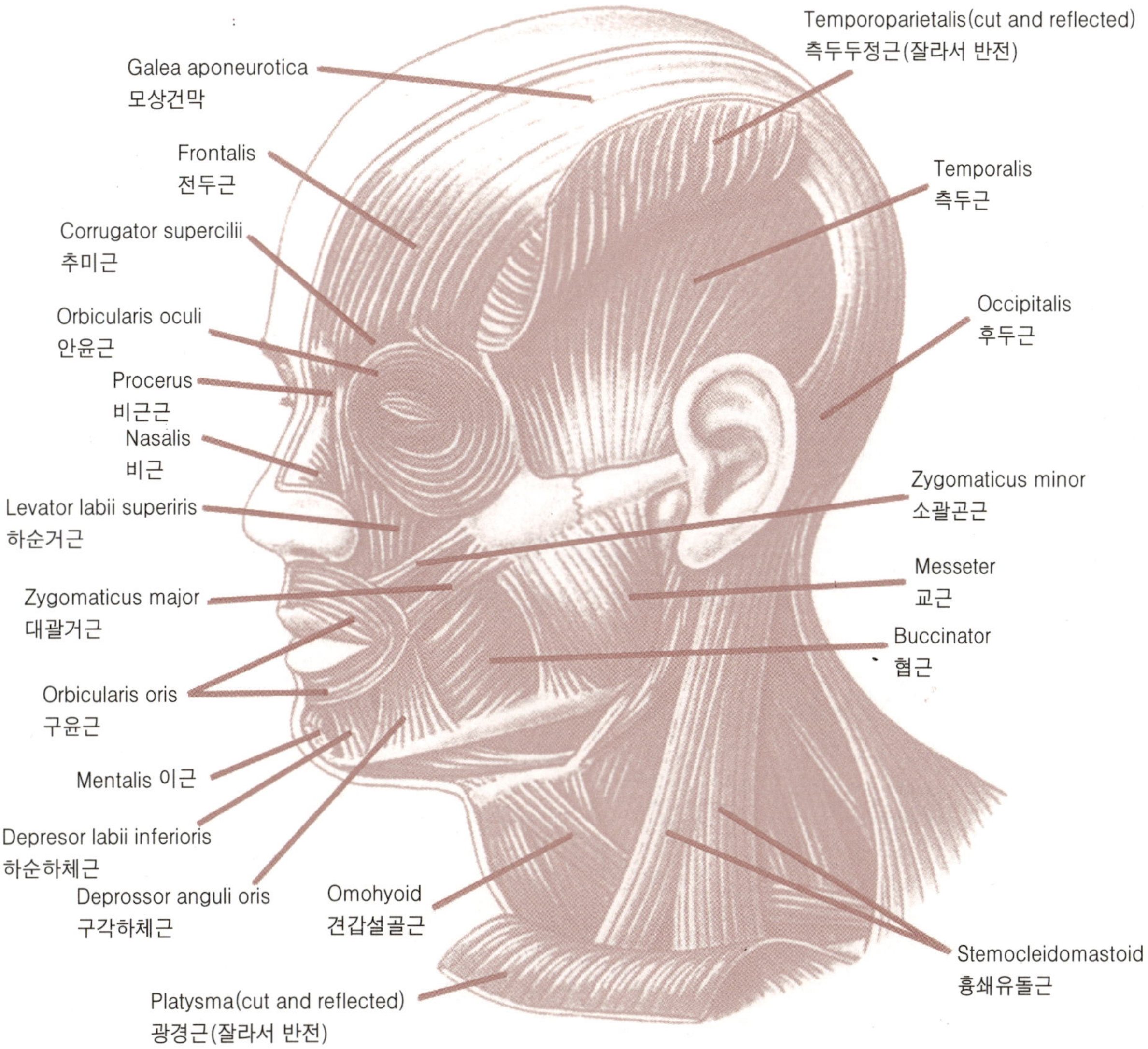
Galea aponeurotica
모상건막
Frontalis
전두근
Corrugator supercilii
추미근
Orbicularis oculi
안윤근
Procerus
비근근
Nasalis
비근
Levator labii superiris
하순거근
Zygomaticus major
대괄거근
Orbicularis oris
구윤근
Mentalis 이근
Depresor labii inferioris
하순하체근
Depressor anguli oris
구각하체근
Omohyoid
견갑설골근
Platysma(cut and reflected)
광경근(잘라서 반전)
Temporoparietalis(cut and reflected)
측두두정근(잘라서 반전)
Temporalis
측두근
Occipitalis
후두근
Zygomaticus minor
소괄곤근
Messeter
교근
Buccinator
협근
Stemocleidomastoid
흉쇄유돌근

〈그림 6〉 머리와 목근육

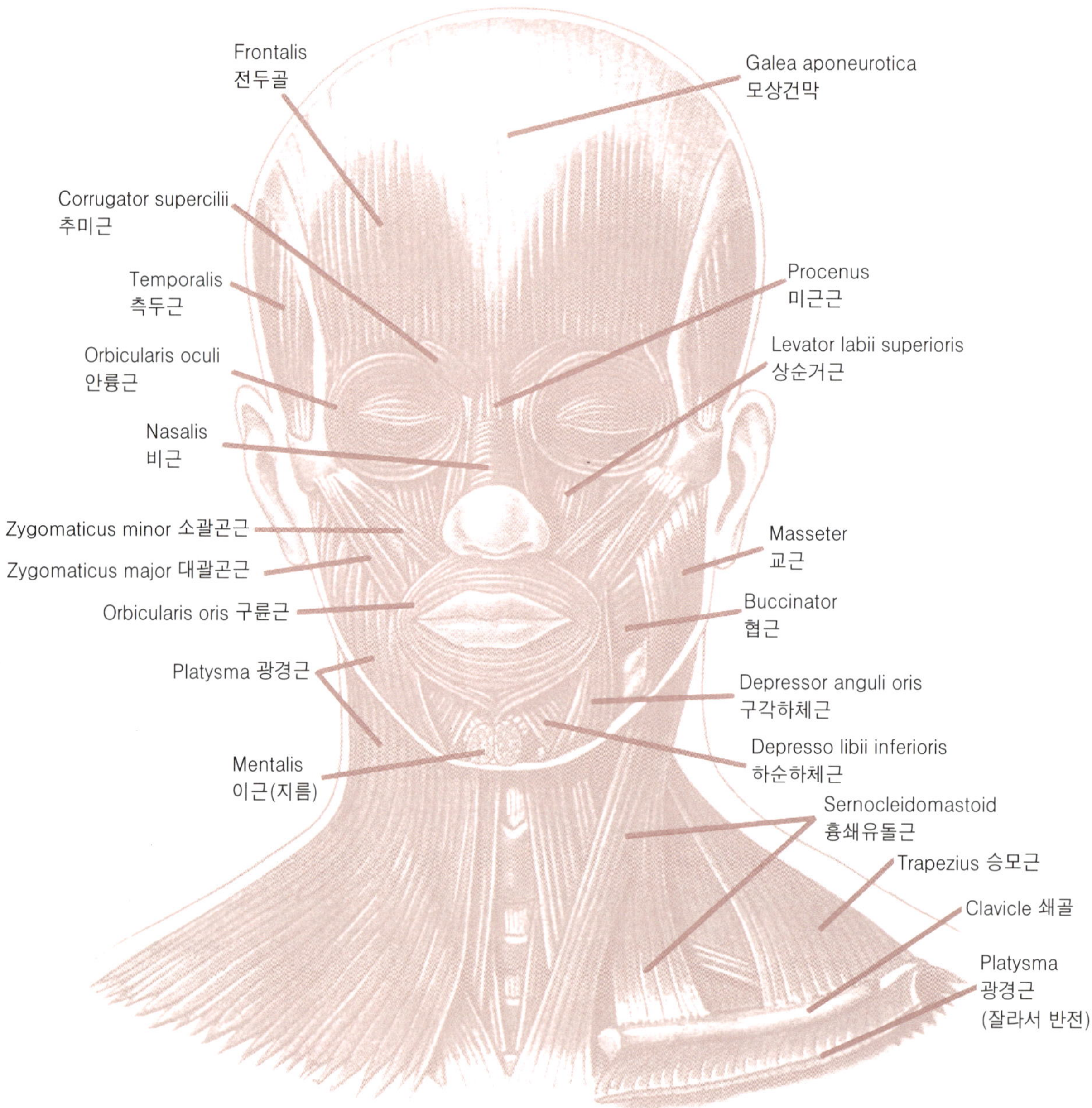
Frontalis
전두골
Galea aponeurotica
모상건막
Corrugator supercilii
추미근
Temporalis
측두근
Procenus
미근근
Levator labii superioris
상순거근
Orbicularis oculi
안륜근
Nasalis
비근
Zygomaticus minor 소관곤근
Zygomaticus major 대괄곤근
Masseter
교근
Orbicularis oris 구륜근
Buccinator
협근
Platysma 광경근
Depressor anguli oris
구각하체근
Mentalis
이근(지름)
Depresso libii inferioris
하순하체근
Sernocleidomastoid
흉쇄유돌근
Trapezius 승모근
Clavicle 쇄골
Platysma
광경근
(잘라서 반전)

〈그림 7〉 얼굴표정근

<표 1> 얼굴표정근

부위 / 근육	기 시 부	정 지 부	기 능	신경지배
입(Mouth)				
협근(Buccinator)	상악골과 하악골의 치조돌기	구륜근의 섬유소와의 혼합부	빰을 압박	안면신경(N Ⅶ)
하순하체근 (Depressor labii inferior)	앞 중심선과 이골 사이의 하악골	아랫입술 피부	입술을 당김	위와 같음
상순거근 (Levatior labii superiors)	안와하공 위, 안와 아래쪽 가장자리	구륜근 (Orbicularis oris)	윗입술을 들어 올림	위와 같음
이근 (Mentalis)	하악골의 절치	턱 피부	아랫입술을 들어 올려서 튀어나오게 함	위와 같음
구륜근 (Orbicularis oris)	상악골과 하악골	양입술	입술을 압박, 오므리게 함	위와 같음
소근(Rirorius)	이하타액선을 둘러싸고 있는 근막	구각	구각을 옆으로 당김	위와 같음
구각하체근 (Depressor anguli oris)	하악골체의 전외측 표면	구각 피부	구각을 당김	위와 같음
대관골근 (Zygomaticus major)	관골상악골 봉합 근처의 관골	구각	구각을 수축시켜 들어올림	위와 같음
소관골근 (Zygomaticus minor)	관골측두골 봉합 뒤의 관골	윗입술	구각을 수축시켜 들어올림	위와 같음
눈(Eye)				
추미근 (Corrugator supercilii)	비봉합부 근처 전두골의 안와연	눈썹	피부를 아래로, 앞으로 잡아 당김, 주름지게 함	위와 같음
상안검거근 (Levator palpebrae superioris)	안구 주변의 건대	위쪽 눈꺼풀	위쪽 눈꺼풀을 들어올림	동안신경 (N Ⅲ) a
안륜근 (Orbicularis oculi)	안와의 내측연	눈꺼풀 주위 피부	눈을 감음	안면신경 (N Ⅶ)
코(Nose)				
비근근 (Procerus)	비골과 외측비연골	비교 건막과 전두 피부	코를 움직이고, 비공의 위치와 모양을 바꿈	위와 같음
비근 (Nasalis)	상악골과 익상의 비연골	비교	비교를 압박하고 비첨을 당김. 비공의 코너를 들어올림	위와 같음
귀(외이)(Ear)				
측두두정근 (Temporoparietalis(extrinsic))	외이 주변의 근막	모상건막 (Galea aponeurotica)	두피를 긴장 시키고, 귓바퀴를 움직임	위와 같음
두피(외피)(Scalp(Epicranius))				
전두근(Frontalis)	모상건막	눈썹피부와 비교	눈썹을 들어 올리고, 전두를 주름지게 함	위와 같음
후두근 (Occipitalis)	상항선	모상건막 (Galea aponeurotica)	두피를 긴장시키고 수축시킴	위와 같음
목(Neck)				
광경근 (Platysma)	둘째 늑골연골과 견갑골의 견봉 사이의 상부 흉곽	하악골과 빰의 피부	목의 피부를 긴장시키고 하악골을 압박	위와 같음

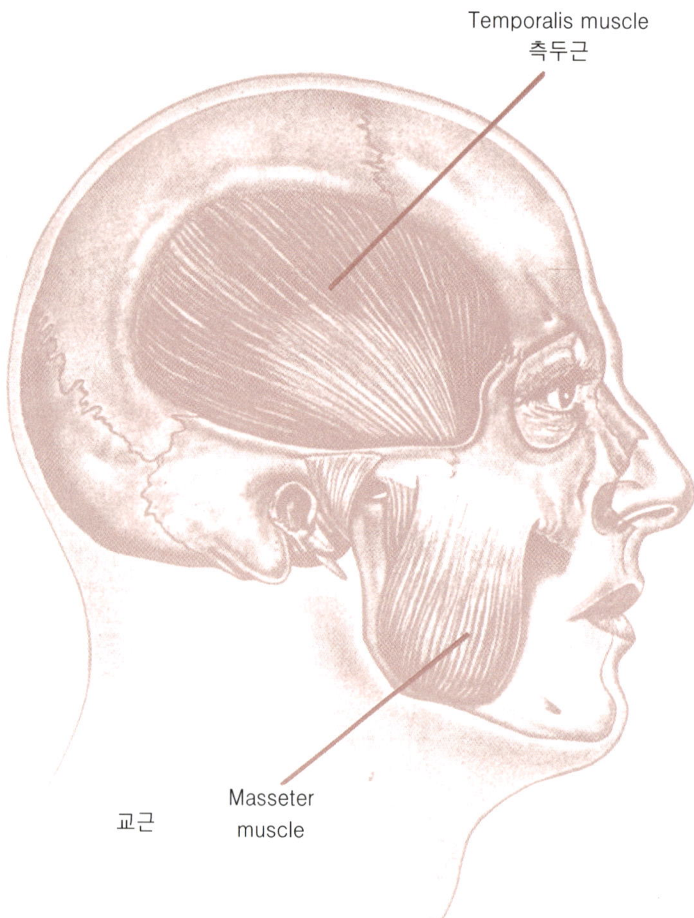

<그림 8> 저작근

<표 2> 저작근

근 육	기 시 부	정 지 부	기 능	신경지배
교 근 (Masseter)	관골궁 (Zygomatic arch)	하악지의 외측면	하악골을 들어올림	삼차신경 (Trigeminal nerve, N V)
측두근(Temporalis)	두개골의 측두선을 따라	하악골의 구상돌기	하악골을 들어올림	하악가지
익돌근 (내측과 외측) (Pterygoids, Medial and lateral)	외측 익돌근판	하악지의 내측면	중앙 : 하악골을 들어올리고 턱을 다물게 하거나, 하악골을 좌우로 움직이게한다. 외측 : 턱을 벌리고, 하악골을 내밀게 한다. 하악골을 좌,우로 움직이게 한 다.	위와 같음

4. 목 근육(경부의 근, muscles of the neck)

목근육(경부의 근)은 피부 밑목근육, 옆목근육, 앞목근육 및 뒷목근육 등으로 구성된다.

- **넓은 목근(광경근, platysma)** : 목의 전면과 외측면에 걸쳐서 피하에 넓게 퍼져있는 얇은 한쌍의 근으로 목의 주름을 잡고 구각을 하방으로 당겨 슬픈 표정을 만든다.
- **흉골쇄골 유돌기근(흉쇄유돌근, sternocleidomastoid)** : 좌 · 우측 어느 한쪽 근육만 수축하면 얼굴을 반대편으로 돌리며 턱을 올리고, 양쪽이 동시에 수축하면 얼굴이 위로 향하게 된다. 목의 앞쪽에 있는 근육들이 보조적으로 작용하면 목을 굴곡시킨다.

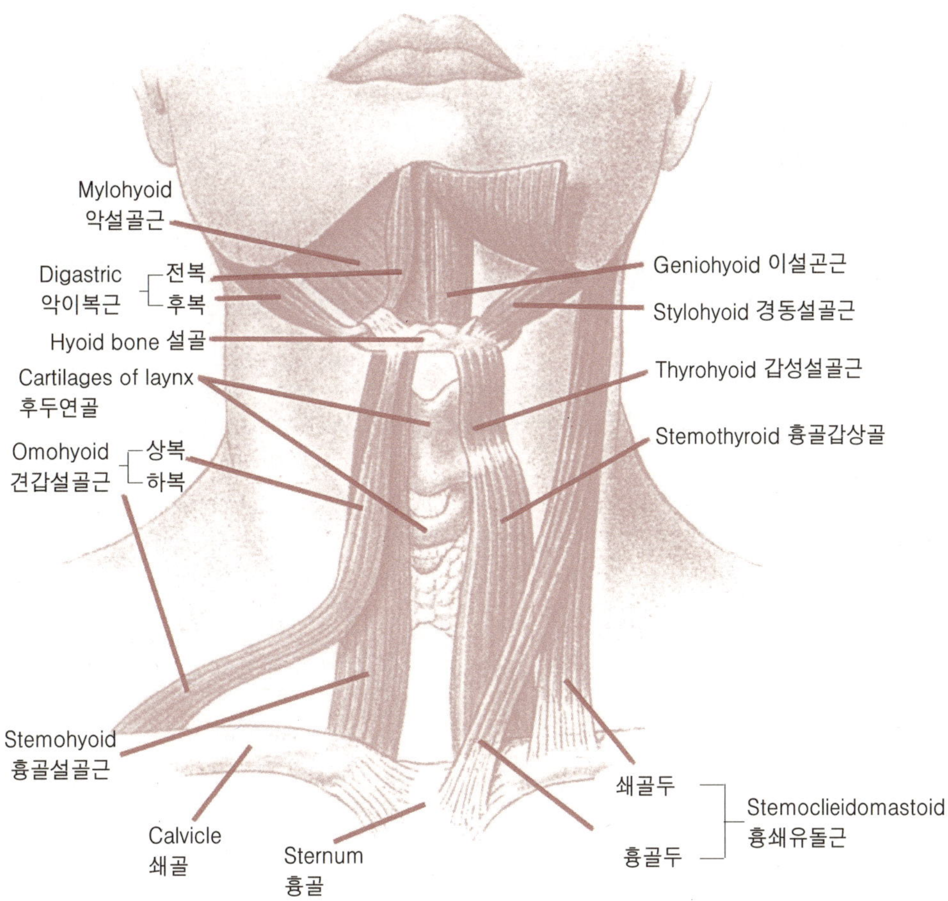

<그림 9> 목의 앞쪽 근육

〈표 3〉 목의 앞쪽 근육

근 육	기 시 부	정 지 부	기 능	신경지배
악이복근 (Digastric)	설골체와 설골대각	두개의 근복: 측두골의 유돌부뒤 : 턱의 하악골의 아래면의 정면	하악골을 누르고, 후두를 들어올림	머리를 굴곡시킴
이설골근 (Geniohyoid)	턱의 하악골의 내측면	설골체	하악골을 누르고, 후두를 들어올림 혀를 앞으로 잡아당김	경척추신경, 설하신경을 지난다
악설골근 (Mylohyoid)	하악골의 악설골근선	설골로 이어지는 중간 연결 세포	입바닥을 들어 올리고, 혀를 들어 올리거나, 혹은 하악골을 내림	삼차신경, 하악골가지
견갑설골근 (Omohyoid)	쇄골과 첫째 늑골에 나있는 중심건	두 개의 근복 : 설골체의 위에나 있음 : 견갑골 상연아래	혀와 후두를 내림	경척추신경 (경신경계제)
흉골설골근 (Sternohyoid)	쇄골과 흉골병	설골체의 아래면	혀와 후두를 내림	경척추신경 (경신경계제)
흉골갑상근 (Sternothyroid)	흉골병의 배면과 첫째 늑연골	후두의 갑상연골	혀와 후두를 내림	경척추신경 (경신경계제)
경골설골근 (Stylohyoid)	측두골의 경상돌기	설골의 설골조각	후두를 들어올림	안면근육
갑상설골근 (Thyrohyoid)	후두의 갑상연골	설골대각의 하연	갑상골을 들어 올리고, 혀를 내림	설하신경을 지나는 경척추신경
흉쇄유돌근 (Sternocleido-mastoid)	흉골병과 쇄골상연 두개의 근복: 쇄골끝에 나 있는 쇄골두 :흉골병에 나 있는흉골두	두개골의 유양돌기	함께 목을 움직임 : 혼자서는 머리를 어깨 쪽으로 굽히거나 반대편으로 얼굴을 돌림	부신경과 경척추신경

<안면근육 색칠하기>

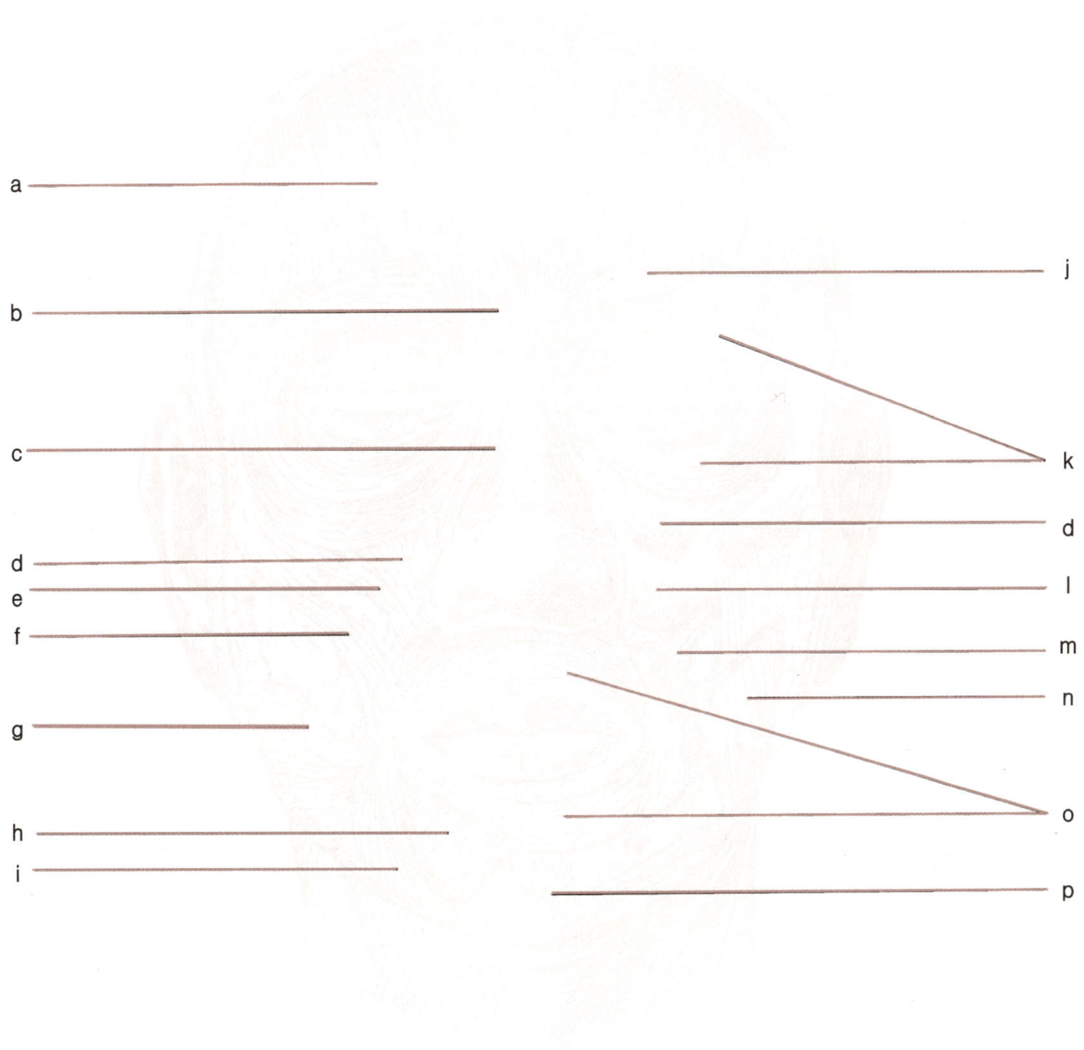

정 면

〈그림 10〉 머리와 목근육

<안면근육 색칠하기>

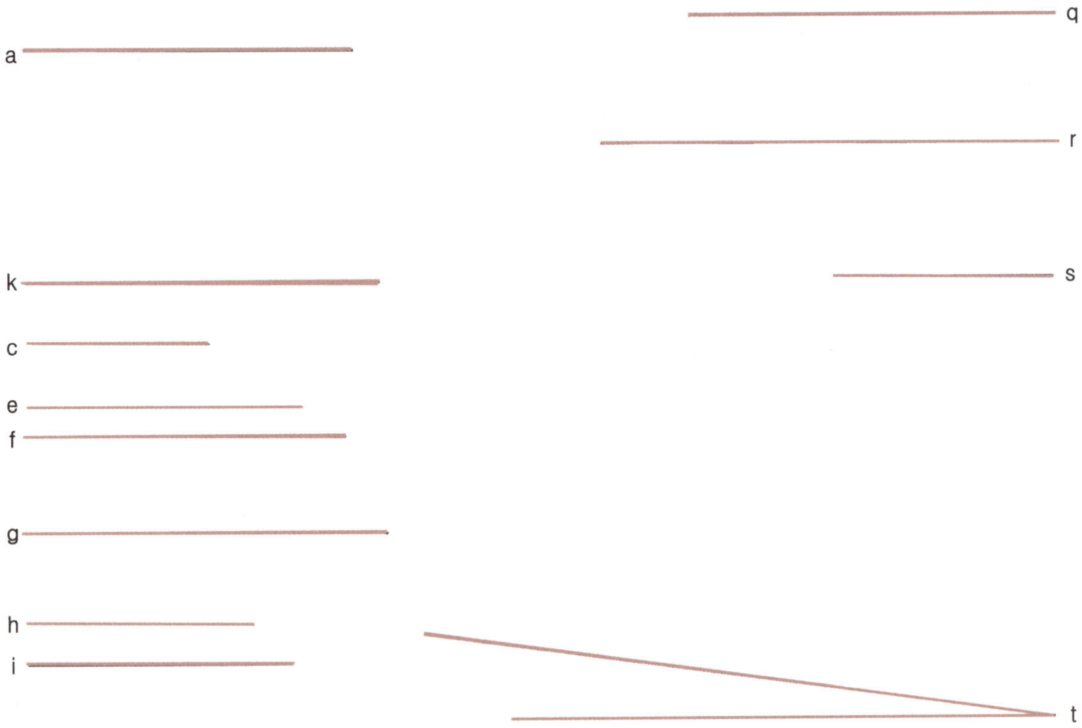

측 면

〈그림 11〉 얼굴표정근

5. 안면 마사지(Facial massage)

안면 마사지는 얼굴, 목, 데콜테를 대상으로 일정한 수기법을 적용하여 물리적 자극을 줌으로써 신체 조직의 기능을 회복시키는 방법으로 동작의 속도, 강약, 적용 시간 등은 고객의 연령, 피부의 상태 및 유형 등에 따라 달라진다.

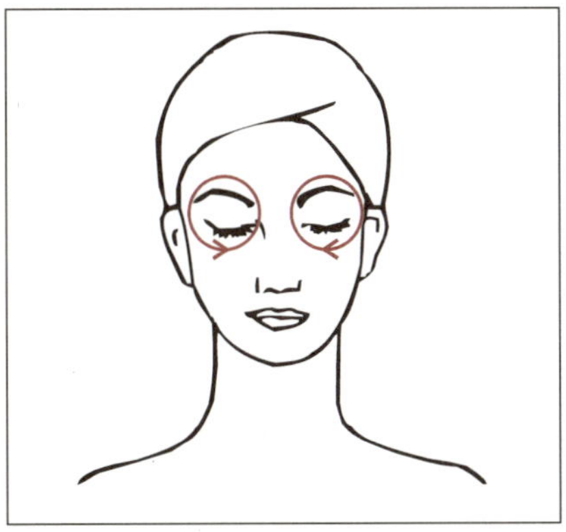

<눈 마사지>

① 원그리기

양 엄지손가락을 눈썹 끝에서 시작하여 동시에 눈밑으로 돌아 눈 주위를 원을 그린다.

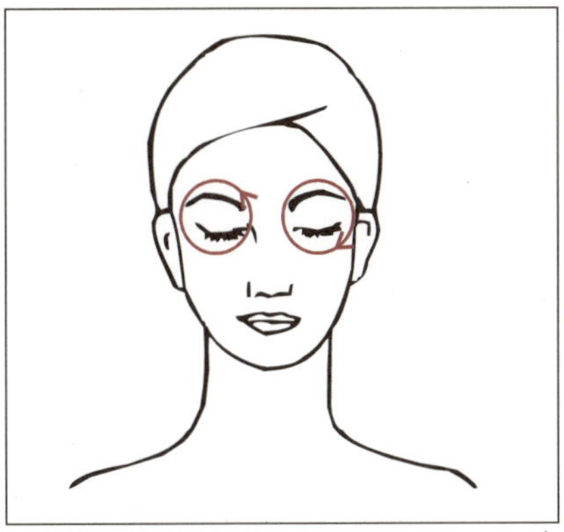

② 어긋나게 원그리기

양 엄지손가락을 눈썹 끝에서 시작하여 어긋나게 눈밑으로 돌아 눈주위를 원그린다.

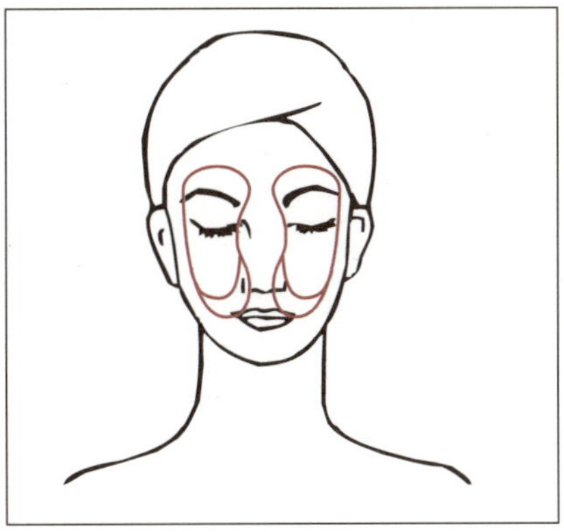

③ 작은원, 중간원, 큰원 그리기

눈 주위 작은원, 영향까지 중간원, 지창까지 큰원을 그려주고 눈썹 1, 2, 3 집어주기

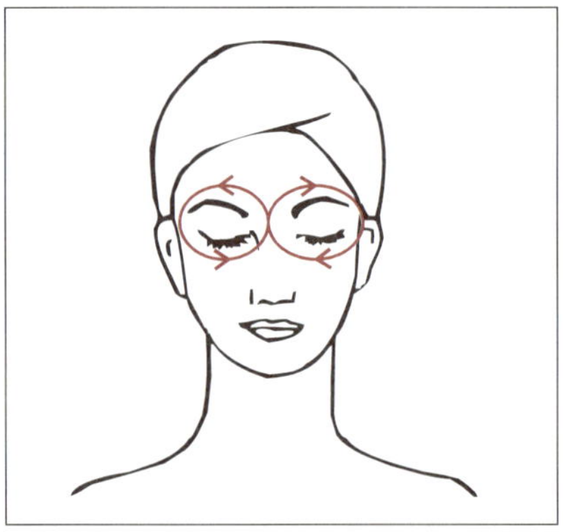

④ 8자 그리기

왼손은 왼쪽 관자놀이에 고정하고 오른손 엄지손가락으로 오른쪽 눈밑, 왼쪽 눈썹 돌아 눈밑으로 오른쪽 눈썹으로 올라와 오른쪽 눈밑으로 내려온다.

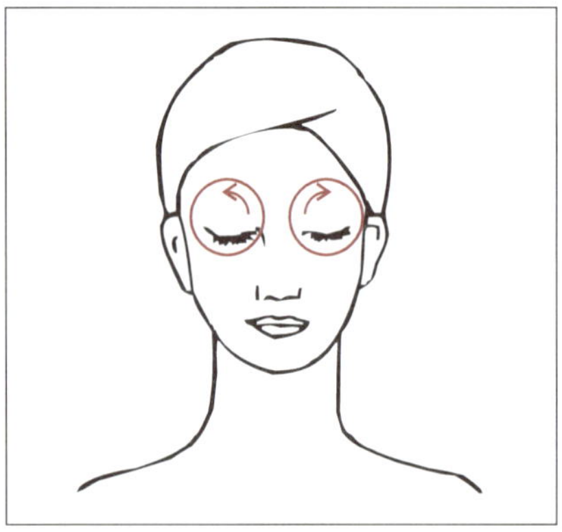

⑤ 눈썹 쓸어주기

왼손 엄지손가락으로 왼쪽 눈 주위를 원을 그리면 오른손 중지, 약지로 눈썹머리에서 꼬리를 향해 눈썹을 쓸어준다. 반대로 오른쪽 눈썹도 손을 바꾸어 같은 방법으로 쓸어준다.

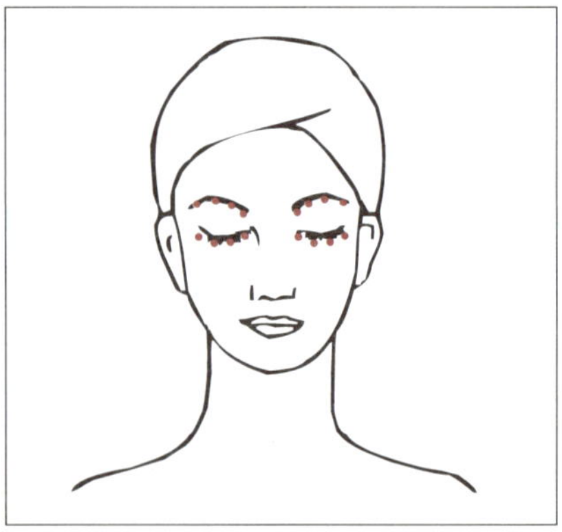

⑥ 눈썹집기

중지, 약지로 눈밑 4점 압준 후, 찬죽에 압을 준 후 눈썹 주위를 집어서 압을 준다.

<이마마사지>

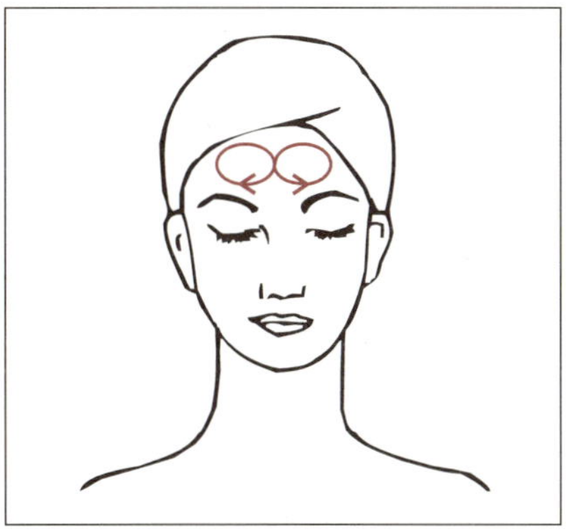

① 8자 그리기

깍지 끼고 네 손가락 마디를 이용하여 이마 전체에 8자를 그려준다.

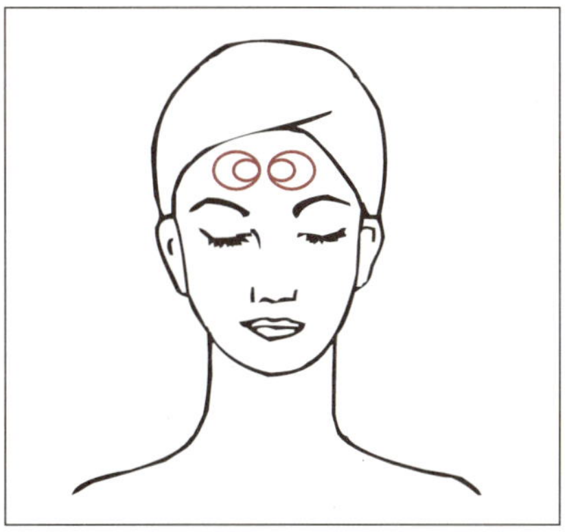

② 작은원 큰원 그리기

작은원, 큰원 모양으로 8자를 그려준다.

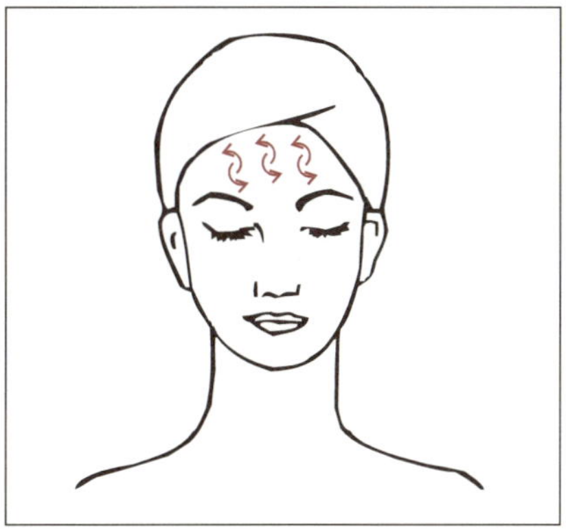

③ 지그재그 동작

이마 좌에서 우로 중지와 약지를 이용하여 지그재그 동작을 실시한 후 관자놀이 부분을 쓰다듬어 준다.
역시 우에서 좌도 같은 방법으로 지그재그 동작을 실시한다.

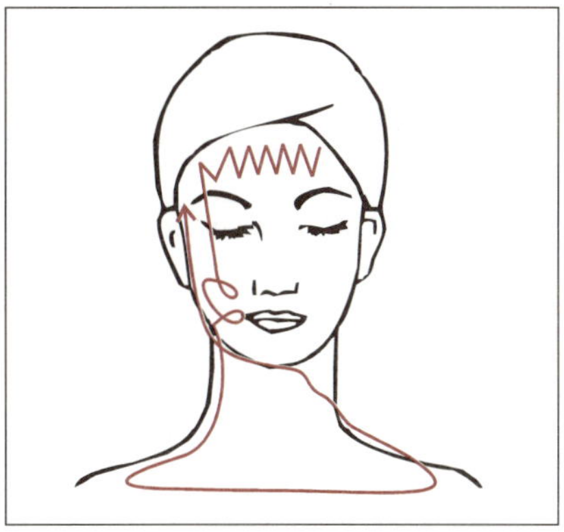

④ 위아래 동작

중지, 약지를 이용하여 세로 방향으로 위,아래 동작을 좌에서 우로 이동한 후 오른쪽 관자놀이에 도착하면 왼손으로 이마를 짚고 오른쪽 중지, 약지로 코 옆, 입 옆을 나선형으로 원을 그리고, 볼타고 목타고 내려가 어깨 감싸고 앞가슴을 횡단하여 왼쪽 어깨를 감싸고 턱밑에서 오른쪽 볼로 올라와 관자놀이에서 만난다. 역시 우에서 좌도 같은 방법으로 아래 동작을 실시한다.

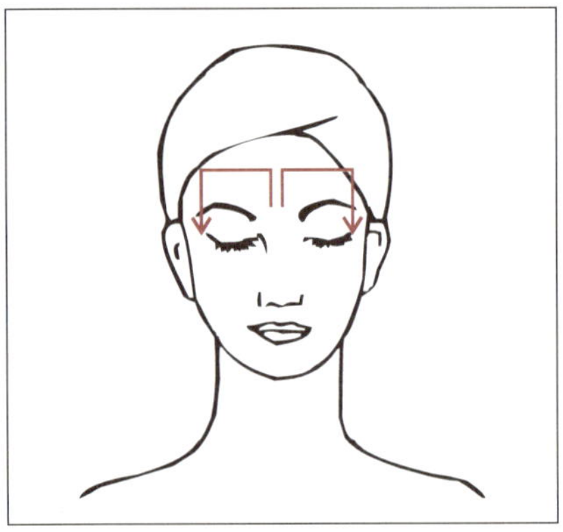

⑤ 이마 다림질

왼손을 관자놀이에 고정시키고, 오른손 엄지를 감추고 주먹을 쥐고 이마 중앙을 위로 끌어올리고 90도로 꺾어 다림질하듯 관자놀이에 가서 압을 준다. 양손 교대로 실시한다.

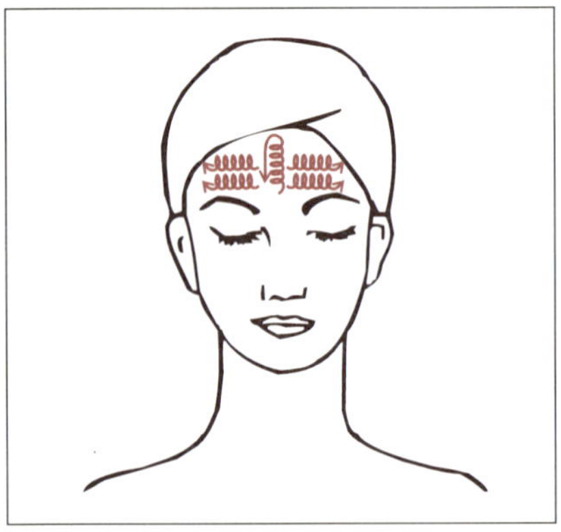

⑥ 마찰하기

왼손 검지, 중지로 미간을 고정시키고 오른손 중지로 압을 주어 내회전 방향으로 원을 돌리면서 들어 갔다가 나올 때는 슬라이딩하듯 일자로 나온다(이마 중앙, 왼쪽 2부위, 오른쪽 2부위).

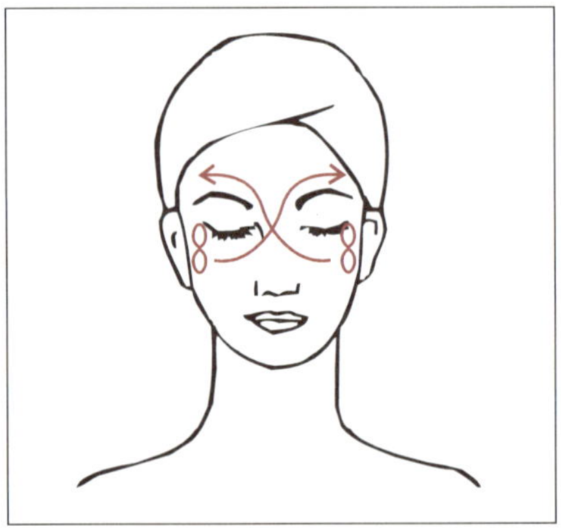

⑦ 관자놀이 주변 8자 그리기

왼손 엄지와 중지를 왼쪽 눈썹 위와 협골 밑에 고정시키고 오른손 중지로 관자놀이 주변 8자를 그리고 눈밑 돌아 청명 압주고, 오른쪽 관자놀이 압주고 오른손 고정 후 같은 방법으로 반복한다.

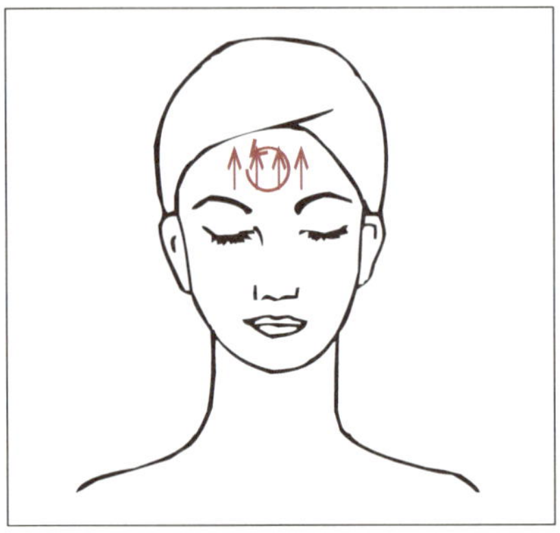

⑧ 원 그리고 쓰다듬기

왼손으로 원그리고 그 부위를 왼손으로 쓰다듬는다.

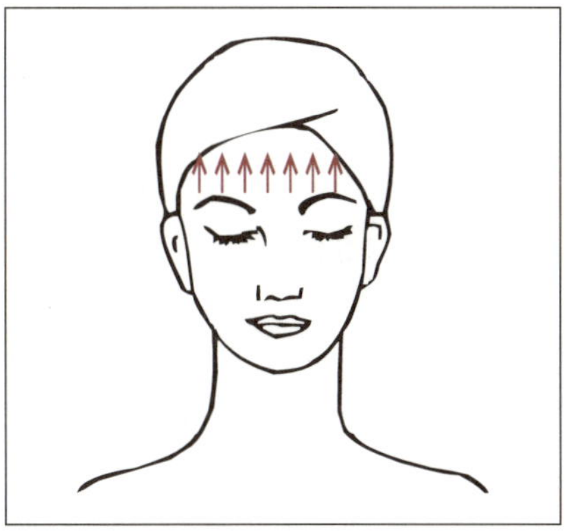

⑨ 쓸어주기

왼쪽부터 손바닥 전체를 이용하여 오른쪽으로 쓸어올려 준다.

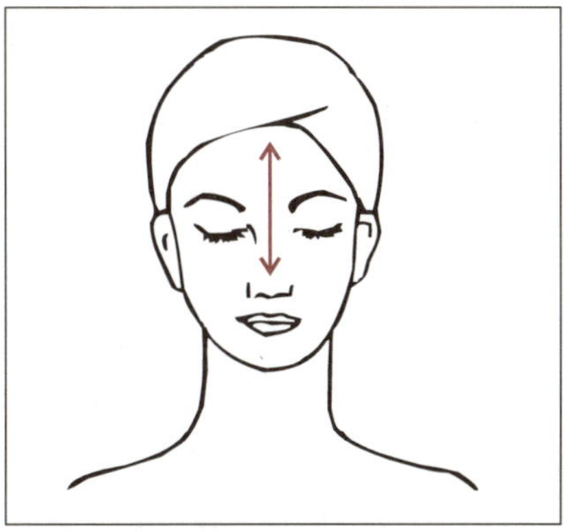

⑩ 이마-콧대 쓸어주기

양손 중지를 한마디 정도 겹쳐서 이마에서 코끝까지 힘 주지 말고 부드럽게 내려갔다가 다시 콧등을 거쳐 미간에서부터 이마까지 압을 주어 끌어올린다.

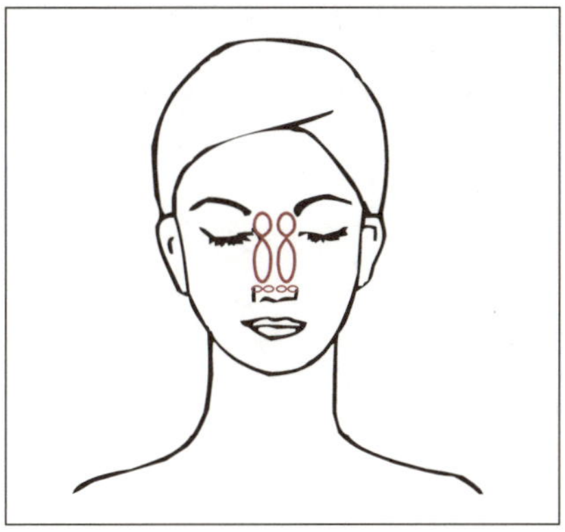

⑪ 코 옆, 콧방울 8자 그리기

중지를 이용하여 콧방울, 코 전체를 압을 주어 8자를 그리면서 쓸어준다.

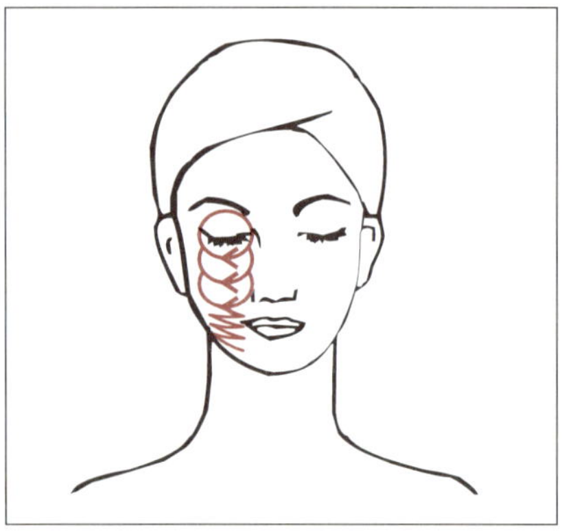

<볼 · 턱 마사지>

① **빗방울 동작**

네 손가락을 이용하여 빗방울 또는 피아노 치는 듯한 동작으로 패팅(두들겨주는)시켜 준다.

마지막에는 찬죽 압주고, 엄지, 중지로 눈썹 집어준다(작은원, 중간원, 큰원, 턱밑).

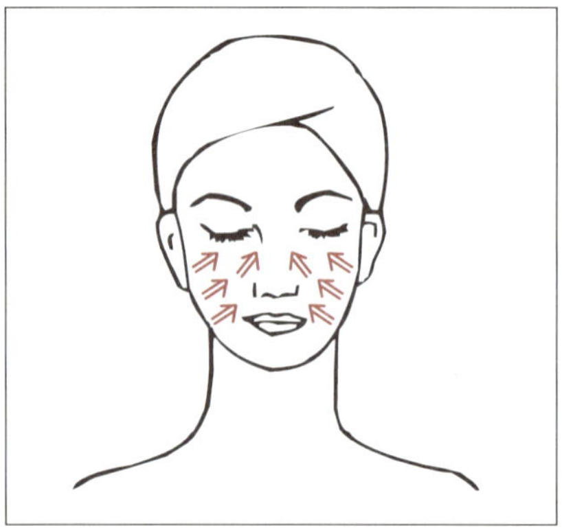

② **집어주기**

엄지와 중지, 약지를 이용하여 빰을 집어 탄력있게 튕겨준다.

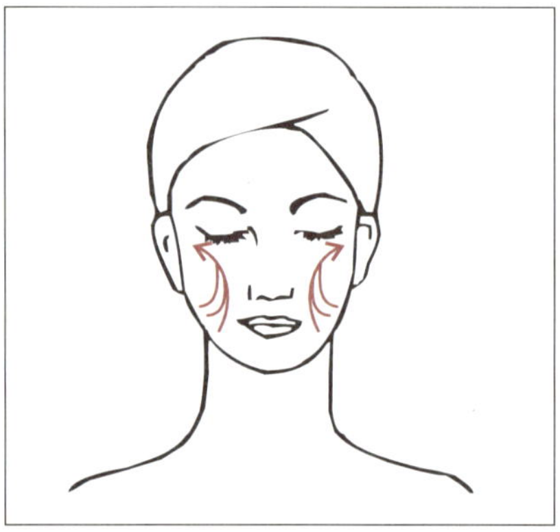

③ **볼, 턱 튕겨주기**

손가락을 이용하여 볼을 탄력있게 부채살 모양으로 튕겨준다.

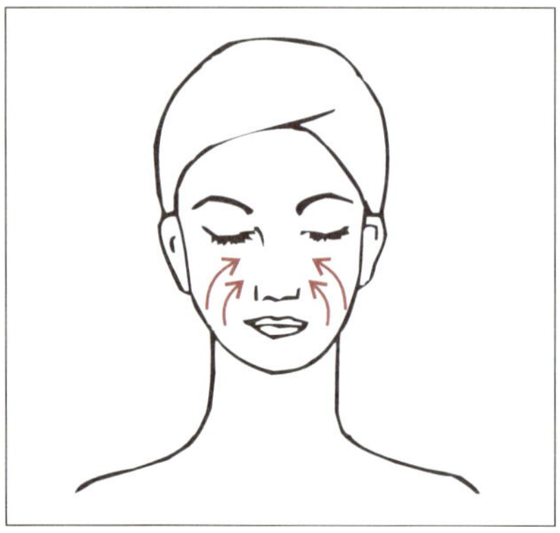

④ **쓸어주기**

왼쪽, 오른쪽 쓸어주기(왼쪽부터)볼 왼쪽부터 양손 이용하여 쓸어올려준다.

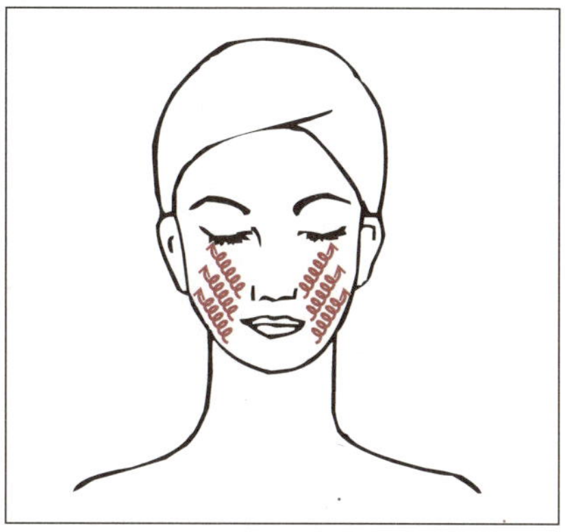

⑤ **3단계 둥글려주기**

손가락 등쪽을 이용해서 외회전 방향으로 압주며 둥글려준다.(턱끝~하악각 끝, 지창~귀문 앞, 영향~관자놀이)

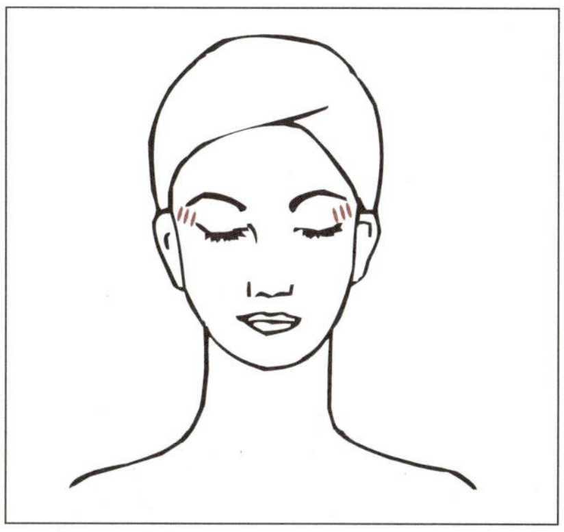

⑥ **관자놀이 지압하기**

관자놀이에 검지, 중지, 약지를 이용해 45도 각도로 앞쪽에서(눈쪽) 뒤쪽으로(3등분) 조금씩 이동하면서 압을 준다.

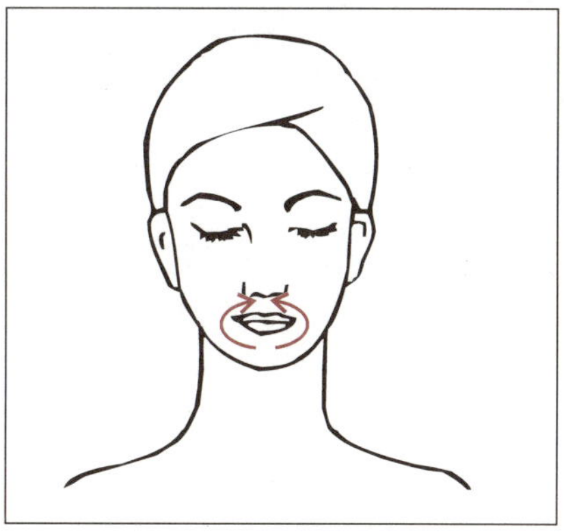

⑦ **구륜근 둥글리기**

네 손가락을 턱 밑에 고정시키고, 엄지를 이용하여 승장에서 지창점으로 올라와 인중에서 마주쳐서 엄지가 마주치면 다시 승장으로 내려와 같은 동작 3회 반복한다.

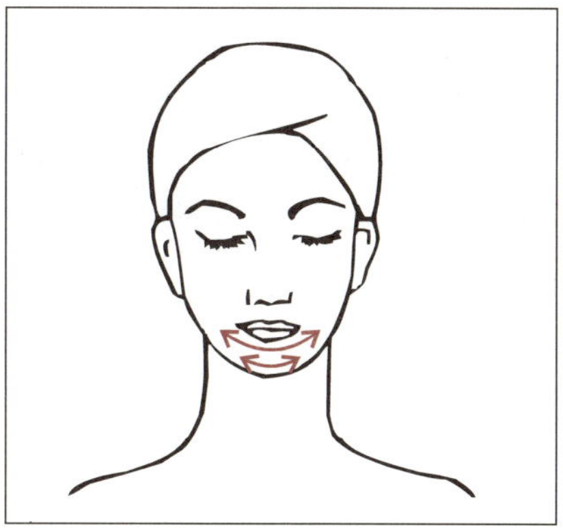

⑧ **턱고랑 동작**

턱 밑에 받치고 있던 손가락중 중지를 지창까지 끌어올려 손을 횡으로 교차시켜 안착이 되게 하여 압을 주며 하악각까지 나갔다가 들어올 때는 힘을 주지 말고 부드럽게 들어와 다시 교차시켜 같은 방법으로 3회 반복한다.

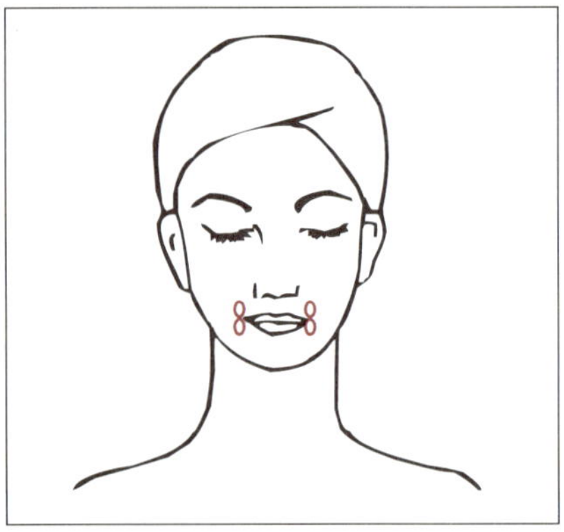

⑨ 입주위 8자 그리기

중지로 지창 부위를 8자를 그리면서 입 주위 주름을 펴주듯 시술한다.

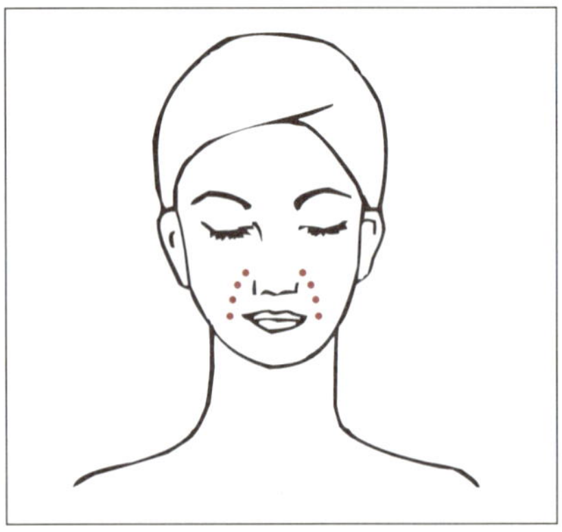

⑩ 비순구 주름 마찰하기

지창에서 영향까지 네 지점으로 나누어 중지를 이용하여 내회전 방향으로 돌리면서 압주고 끌어올린다.

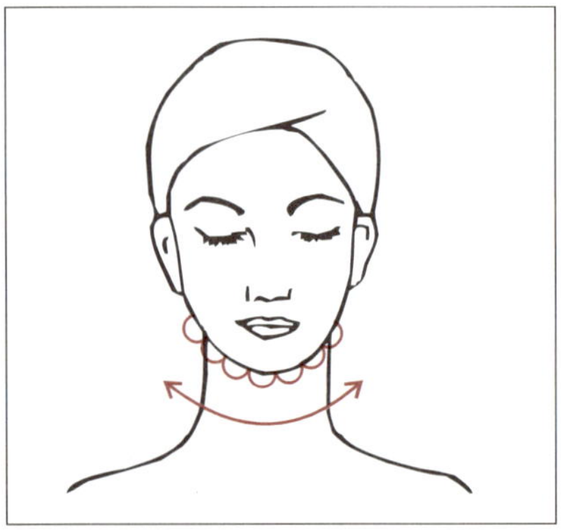

⑪ 게모양 굴리기 1

손가락 등을 이용하여 엄지를 교차시킨 상태로 손가락을 제각기 움직여 턱선을 끌어올려 준다.

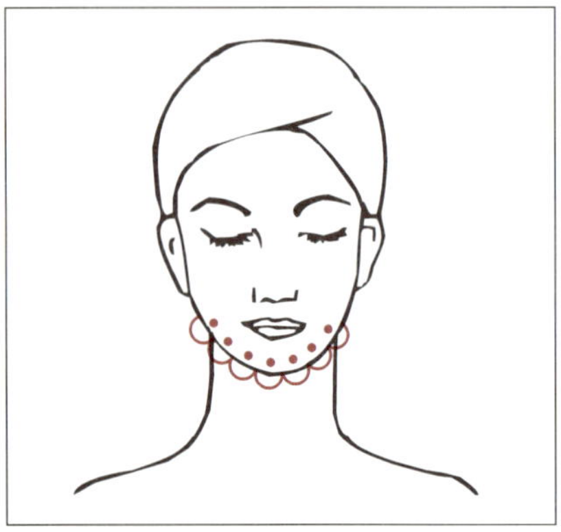

⑫ 게모양 굴리기 2

손가락을 접은 상태에서 엄지를 이용하여 왼쪽 하악각에서 시작하여 승장을 지나 오른쪽 하악각까지 동전 크기 모양으로 외회전 방향으로 돌려준다.

<목 마사지>

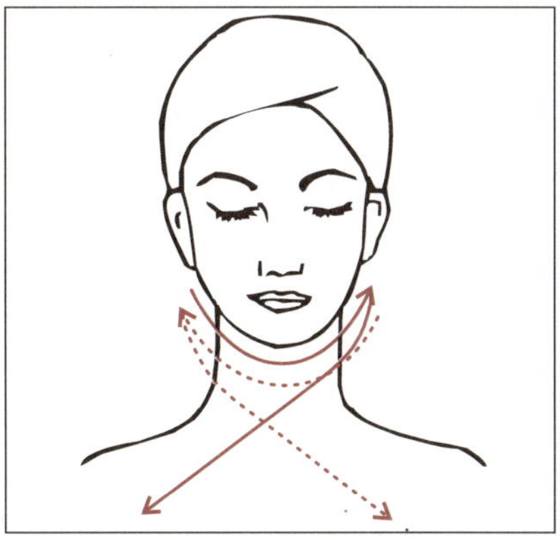

① **턱 감싸서 쓸어주기**

왼손은 왼쪽 하악각에 고정시키고, 오른손은 오른쪽 하악각에서 시작해 목을 감싸지나 쇄골 밑에서 정지하고, 왼쪽도 같은 방법으로 정지한 후, 양손 어깨돌려 풍지 지압한다.

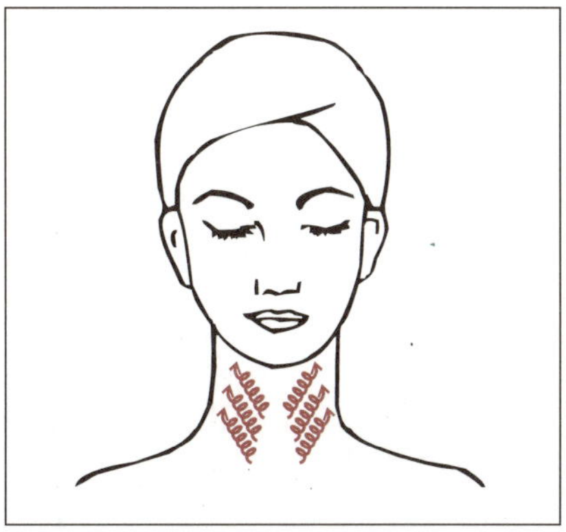

② **3단계 둥글리기**

목을 양 방향으로 3등분하여 중지, 약지로 외회전 방향으로 원을 그려준다.

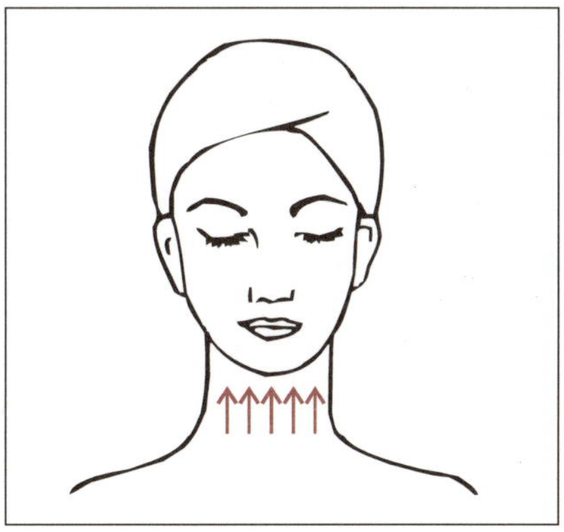

③ **목 쓰다듬기**

목의 좌측부터 쓸어올려주는 동작으로 왕복 3회 실시한다.

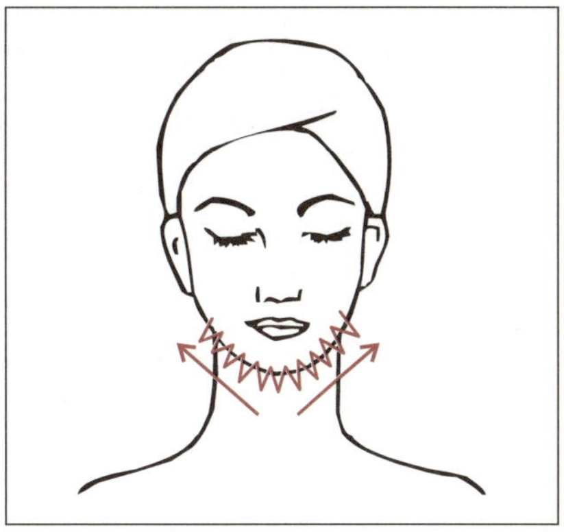

④ **떨어주기**

턱선 중앙에 양손을 겹쳐서 귀뒤 쪽으로 흔들면서 빼준다.

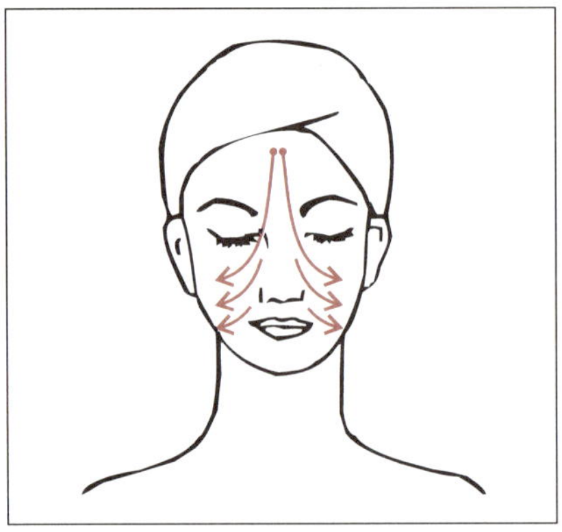

⑤ **얼굴 전체 감싸기**

손바닥 전체를 이용하여 얼굴 전체에 자연스럽게 안착시킨 다음 손에 힘을 뺀 상태에서 부드럽게 얼굴을 쓸어내려와 풍지에서 지압을 한다.

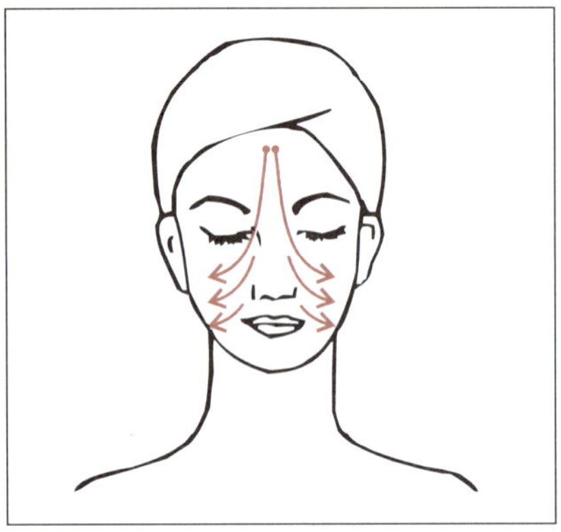

⑥ **목 반죽하기**

엄지를 감추고 주먹을 쥔 상태에서 목 뒷면을 외회전 방향으로 돌리면서 내려갔다가 위로 쭉 끌어올려 풍지에서 지압한다.

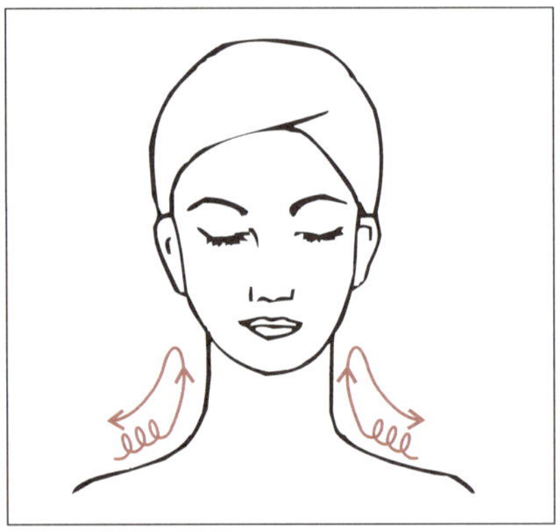

⑦ **승모근 풀어주기**

목줄기를 타고 내려가 등 안쪽을 충분히 풀어주고, 승모근을 집어주며 풀어준다.

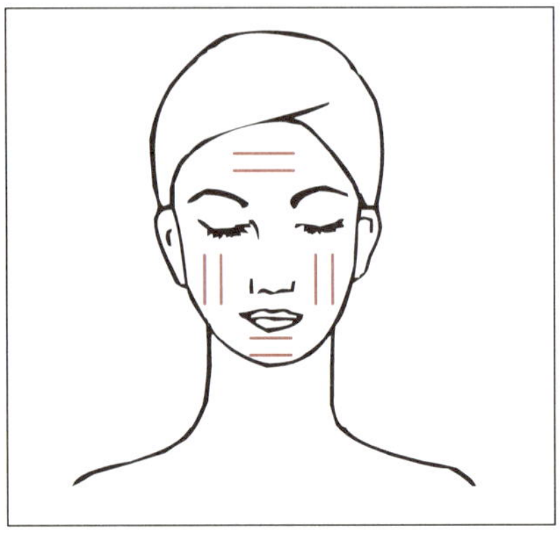

⑧ **마무리 동작(끝맺음 동작)**

왼손을 이마, 오른손은 아래턱에 놓고 수직압을 준 후, 양쪽 뺨을 포근히 감싸준다.

<안면응용 마사지>

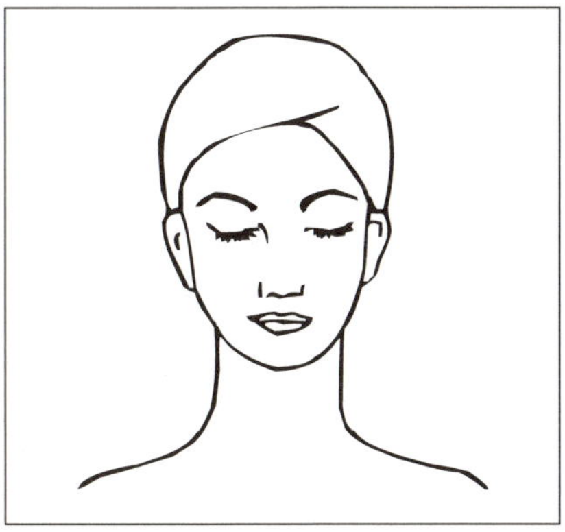

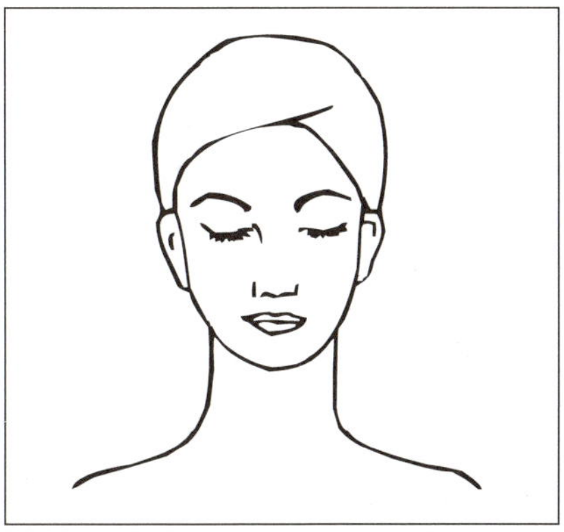

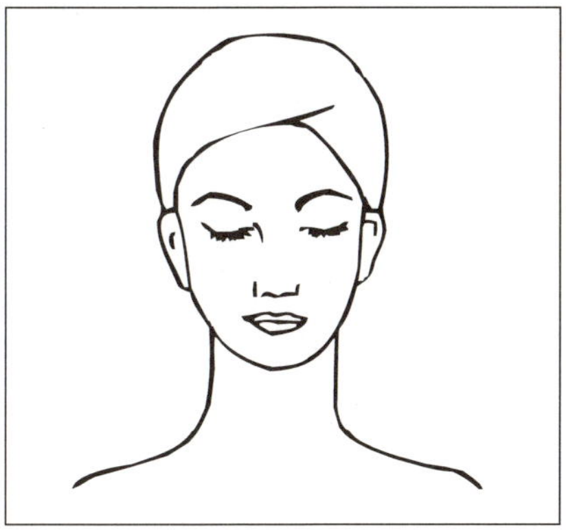

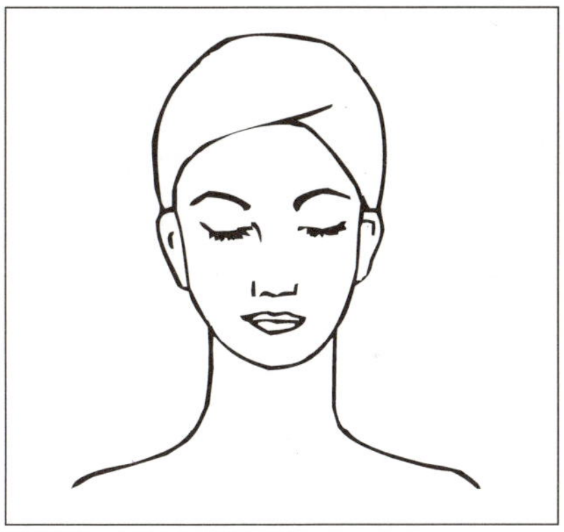

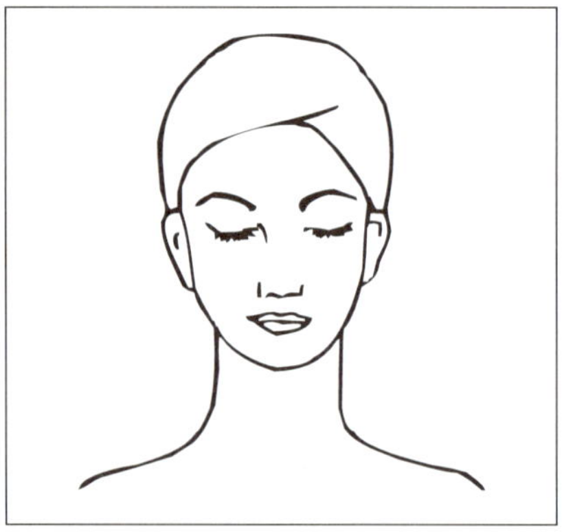

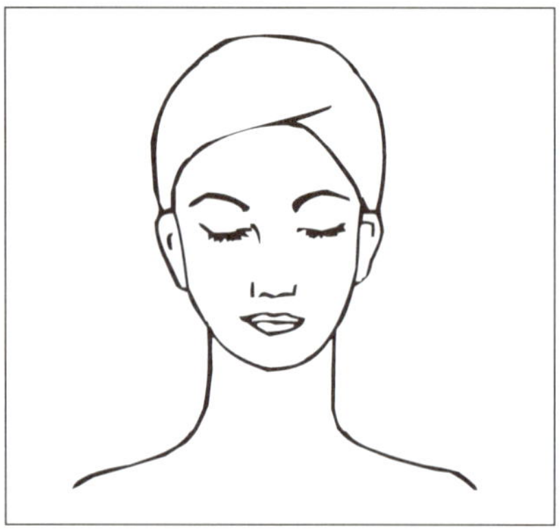

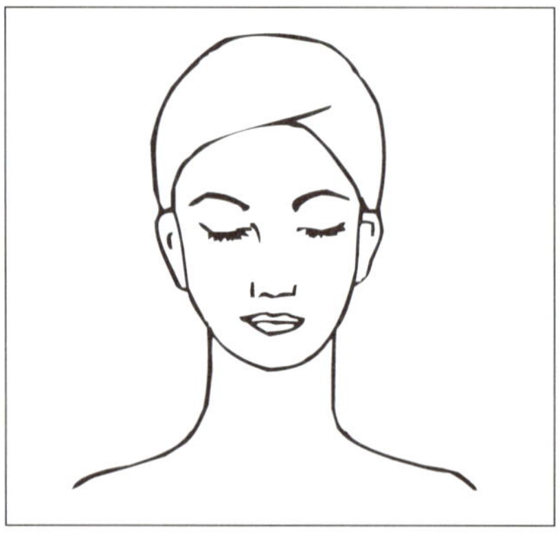

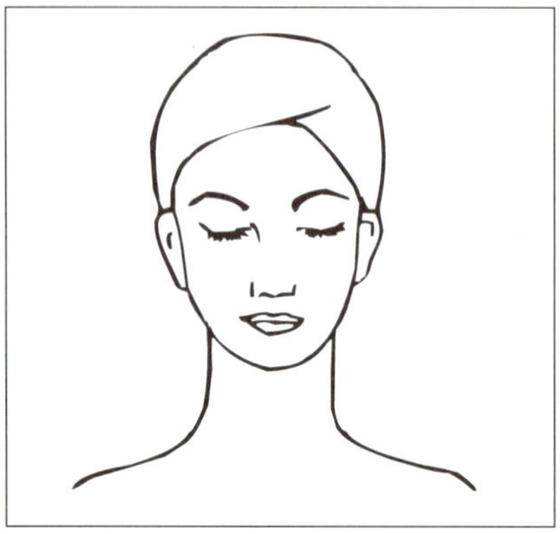

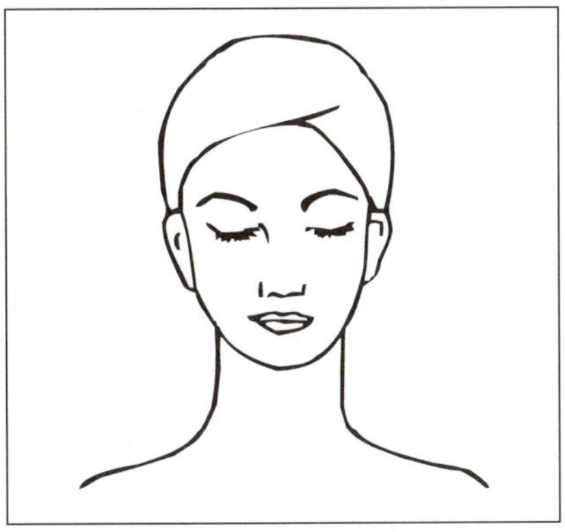

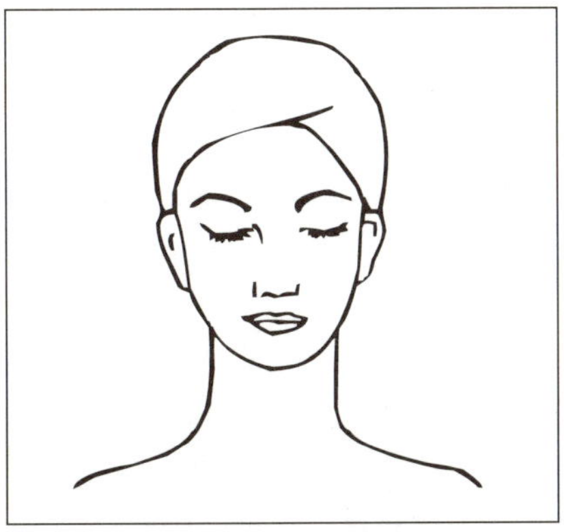

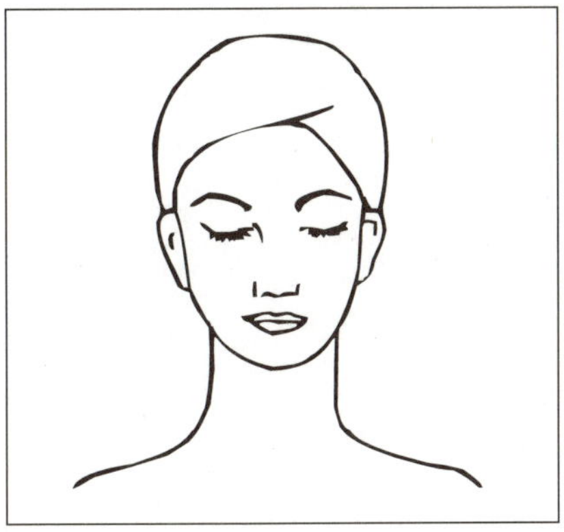

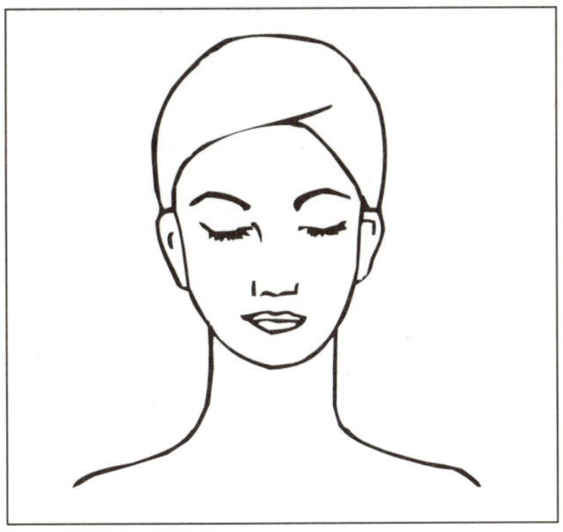

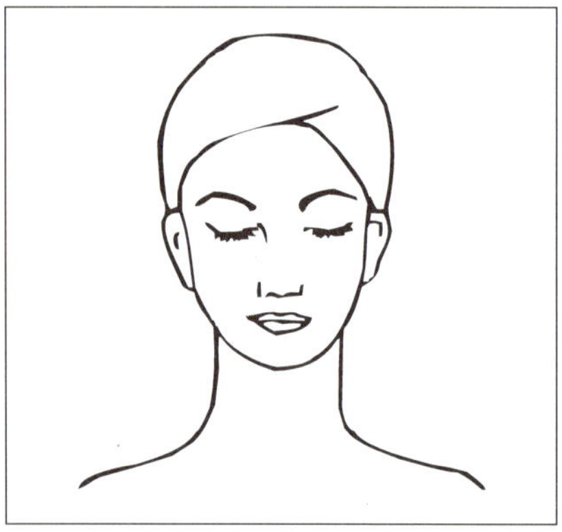

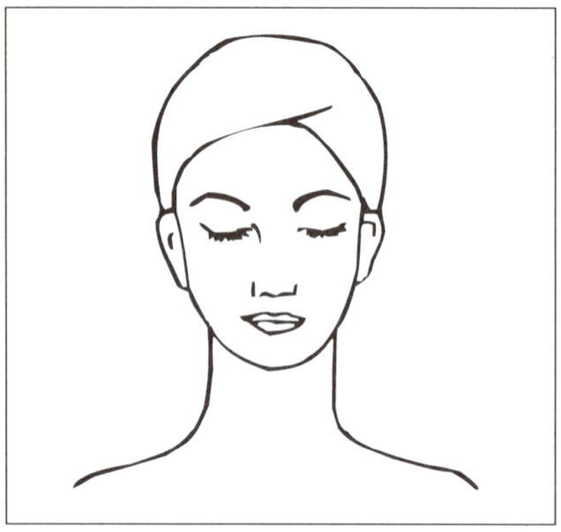

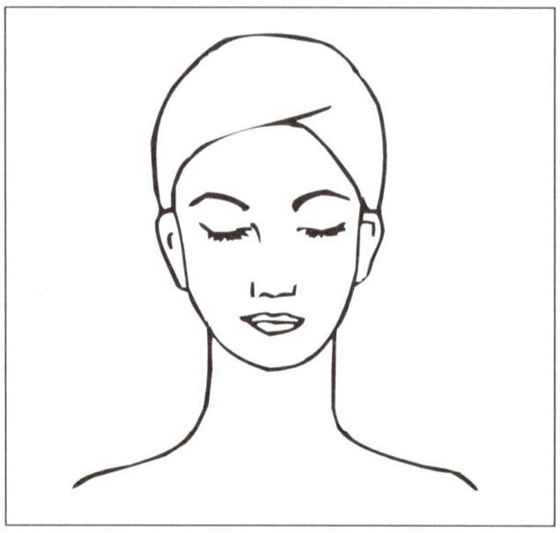

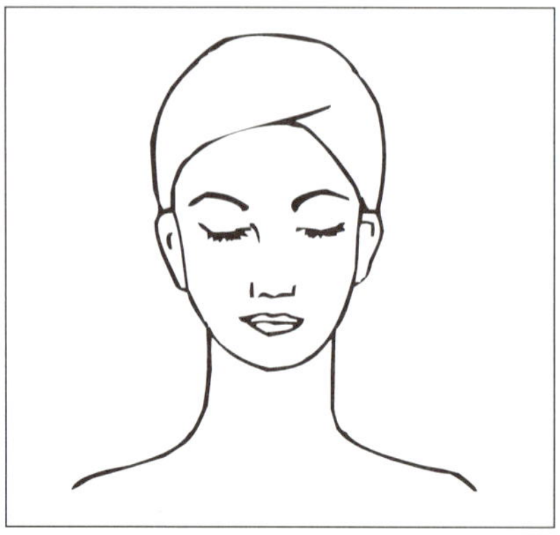

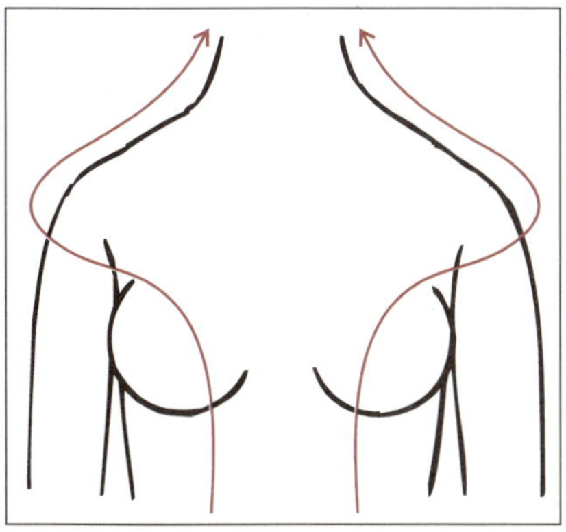

<앞가슴 마사지(Decoltage massage)>

① 쓰다듬기

양 손바닥을 가슴 중앙에 대고 액와 부위까지 쓸어내려 압을 준 다음 어깨를 감싸돌아 목 측면을 따라 올라가 풍지를 지압한다. 3번 반복

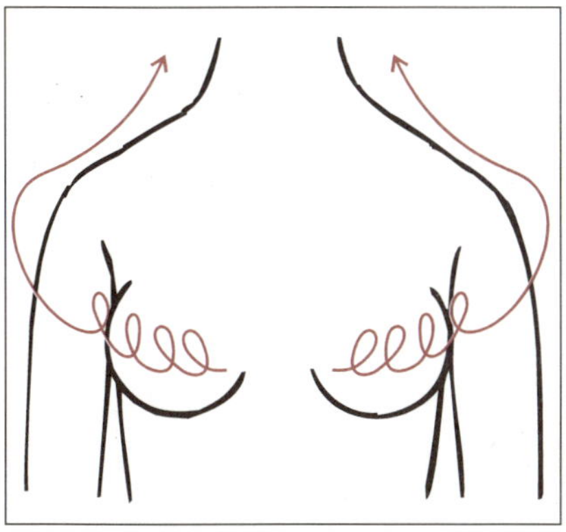

② 외회전 방향으로 둥글리기

풍지에 있던 손을 가슴 중앙에 왼손, 오른손을 갖다대고 외회전 방향으로 원을 그리듯 돌리면서 액와 부위에 압을 준 다음 어깨를 감싸 돌아 풍지를 지압한다. 3번 반복

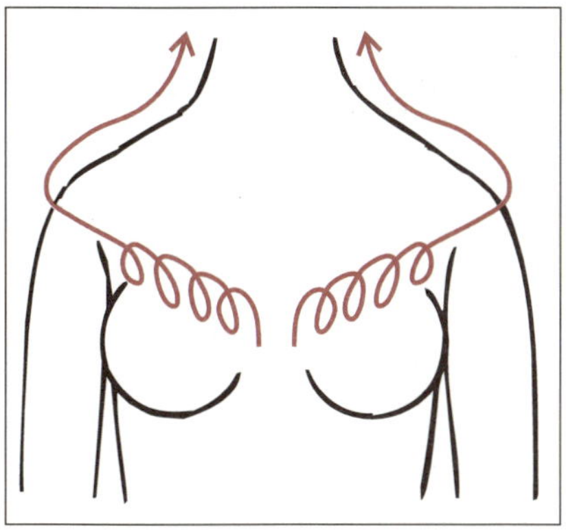

③ 내 회전 방향으로 둥글리기

②번과 동일한 방법으로 내 회전 방향으로 돌려준다.

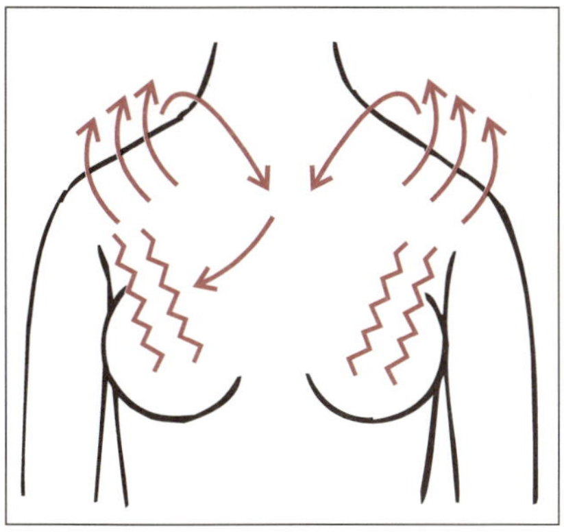

④ 대흉근 반죽하기

왼쪽 대흉근 부위를 양손을 교차시키면서 왕복 3회 반죽한 다음 왼손을 같은 방법으로 반죽해 준다.

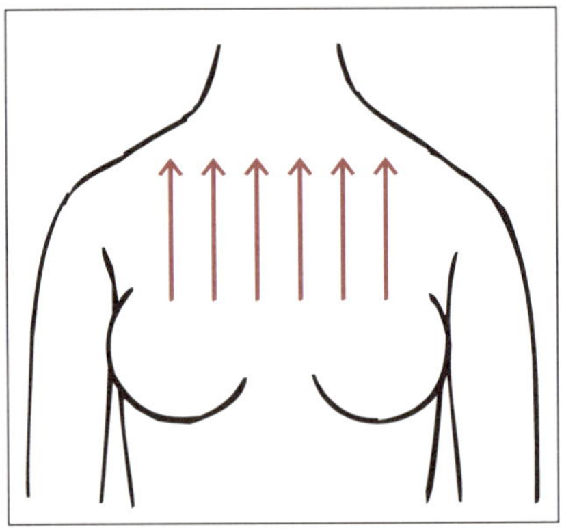

⑤ **쓰다듬기**

왼손 오른손을 교대로 대흉근 부위를 왼쪽부터 시작해서 윗 방향으로 쓸어 올린다.

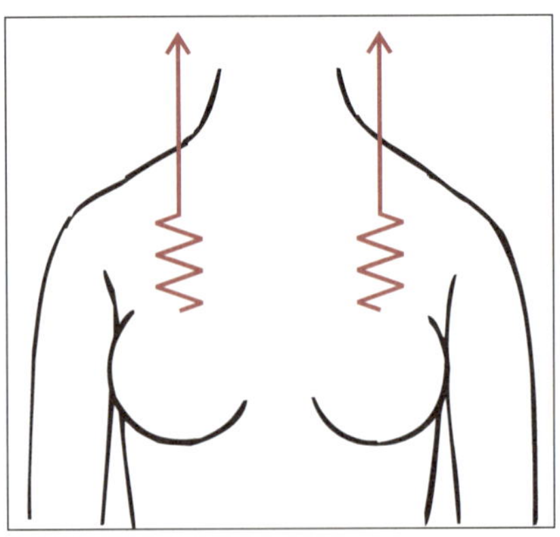

⑥ **떨어주기**

왼손은 왼쪽 대흉근 위에 오른손은 오른쪽 대흉근 위에 올려놓고 양 손바닥을 이용하여 머리쪽을 향하여 흔들어 준다.

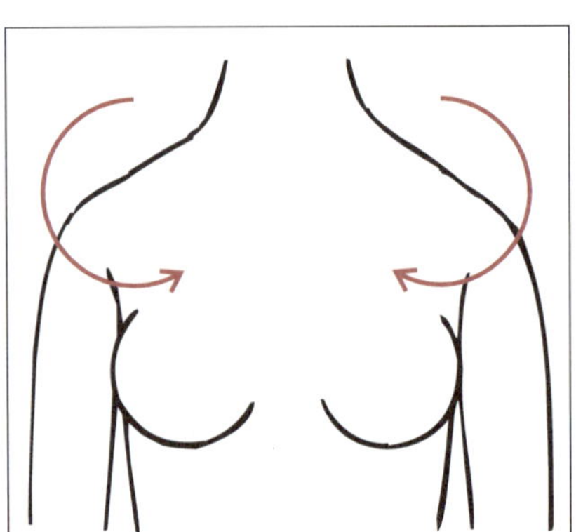

⑦ **어깨 감싼 후 중부 압주기**

양 손바닥을 앞가슴 중앙에서 어깨를 감싼 후, 주먹 쥐고 중부에 압을 준다.

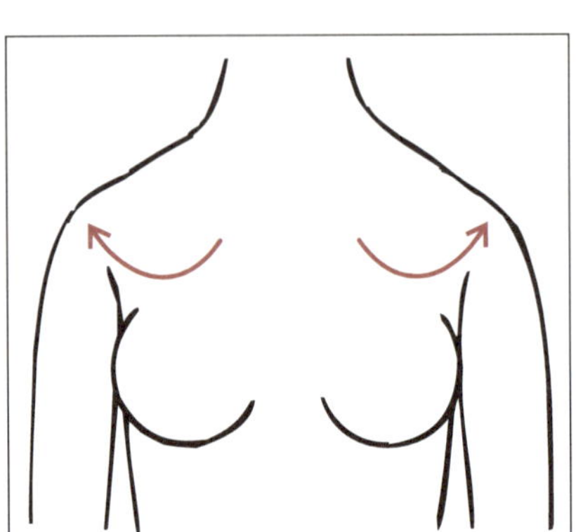

⑧ **삼각근 퉁겨주기**

네 손가락을 이용하여 중앙에서 바깥 방향으로 퉁겨준다.

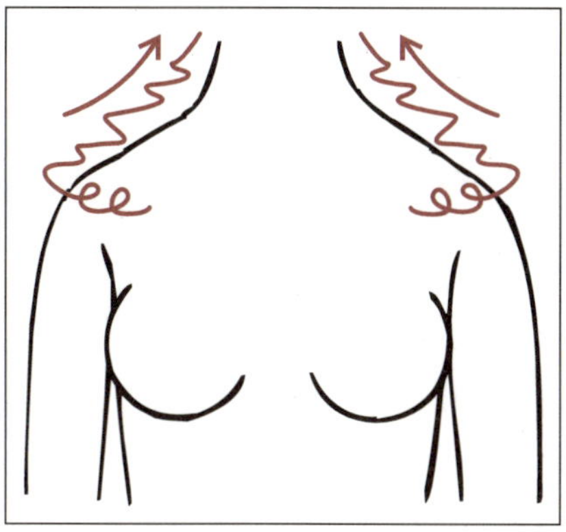

⑨ **엄지로 승모근 풀어주기**

엄지로 외회전 방향으로 3회 원을 그린 후, 목줄기따라 올렸다가 내려준다.

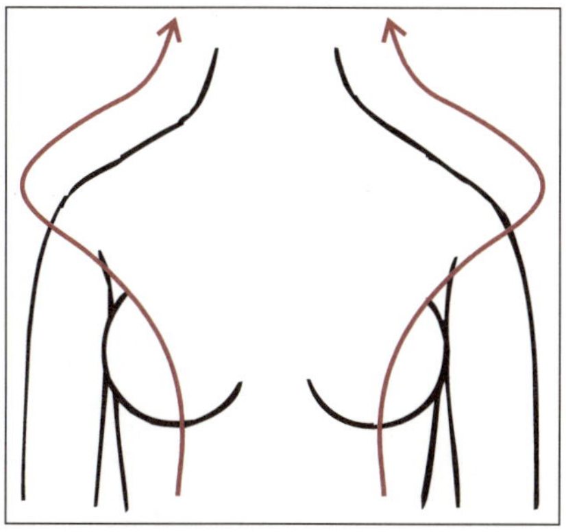

⑩ **쓰다듬기**

①번 동작으로 마무리

6. 팩(Pack)과 마스크(Mask)

(1) 팩의 어원과 의미

팩이란 영어의 'package', '둘러싸다', '밀봉하다' 라는 의미에서 유래된 말로 엄밀히 말하면 원래 마스크(mask)와 그 개념이 구분되지만, 요즈음은 두 가지가 혼동되어 사용된다. 팩은 제품에 따라 일반적으로 주 1~2회 사용하며, 이보다 더욱 자주 사용할수록 그 효력이 상승되는 제품도 일부 나와 있다.

1) 팩(pack)

재료를 피부 위에 발라도 팩을 하는 동안 공기가 통할 수 있어 막을 형성하거나 굳어지지 않는 것을 의미한다. 막이 형성되지 않으므로 열과 수분이 통과할 수 있으며 닦을 때는 물로 헹구어 내거나 해면을 이용하여 닦아낸다.

2) 마스크(mask)

마스크를 하는 동안 재료가 단단하거나 부드럽게 응고되어 하나의 막을 형성하게 되는 것을 의미한다.

외부와 공기가 차단되고 피부 내부로부터 수분 증발이 차단되므로 피부 보습력이 더욱 향상되고 유효성분의 침투가 용이하게 된다. 또한 건조화를 통해 피부 위에서의 긴장감과 수축 효과를 얻을 수 있다.

(2) 팩의 효과

팩의 효과는 함유된 유효 성분과 팩(마스크)의 재료 상태, 팩하는 동안의 온도 등에 따라 각기 다르며 다음과 같은 여러 가지 효과를 가져다 준다.

- 순환 촉진(혈액순환, 림프순환)
- 신진대사 촉진
- 피지, 노폐물 흡착 등으로 피부 청정 효과
- 각질 제거의 필링 효과
- 보습, 세포 재생, 탄력 강화 효과
- 진정 효과
- 염증 완화, 살균 효과
- 미백 효과

(3) 팩의 도포 방법

팩은 피부관리 단계 중 딥클렌징 후 또는 마사지 후 적용하는데, 우선 피부 유형에 적합한 제품을 선택하는 것이 중요하며 선택한 제품의 사용 방법을 정확히 확인한 후 실시한다. 일반적으로 팩의 도포 시간은 10~15분 정도이나 제품에 따라서 다르다.

1) 제품 팩의 상태별 분류

- 머드 타입(mud type)
- 젤 타입(gel type)
- 크림 타입(cream type)
- 파우더 타입(powder type)

2) 팩을 바르는 순서

턱→볼→코→이마의 순으로 얼굴 중앙에서 바깥 방향으로 바른다.

3) 팩을 피부에 도포하는 방법

크림이나 젤 형태의 제품은 직접 손으로 바르는 것이 좋고, 분말 등의 파우더 타입은 정제수나 액체를 혼합하여 사용하게 되어 있는 팩은 붓 또는 주걱을 이용하여 바른다.

- **아이패드(eye pad)** : 팩을 하는 동안 눈 부위는 진정용 화장수나 정제수를 적신 패드를 얹어 고객에게 눈 주위의 수분 공급 및 안정감을 주도록 한다.

- **아이케어** : 눈 주위의 피부가 붓거나 건조한 경우에는 팩하는 동안 특별히 이러한 피부 상태에 적절한 눈 전용 팩을 사용하며 입술이 건조한 경우에는 보습용 영양크림을 두텁게 발라준다.

- **아이 패드(eye pad) : 팩을 하는 동안 눈부위는 진정용 화장수나 정제수를 적신 패드를 얹어 고객에게 눈주위의 수분공급 및 안정감을 주도록 한다.**

제 4 장

인체의 이해

에스테테션은 전신 마사지 동작을 실시하는데 있어 다루어지는 신체 부위의 명칭 및 골격, 근육, 림프의 순환 경로 등에 대해서 숙지하여야 한다.

Ⅰ.전신의 명칭

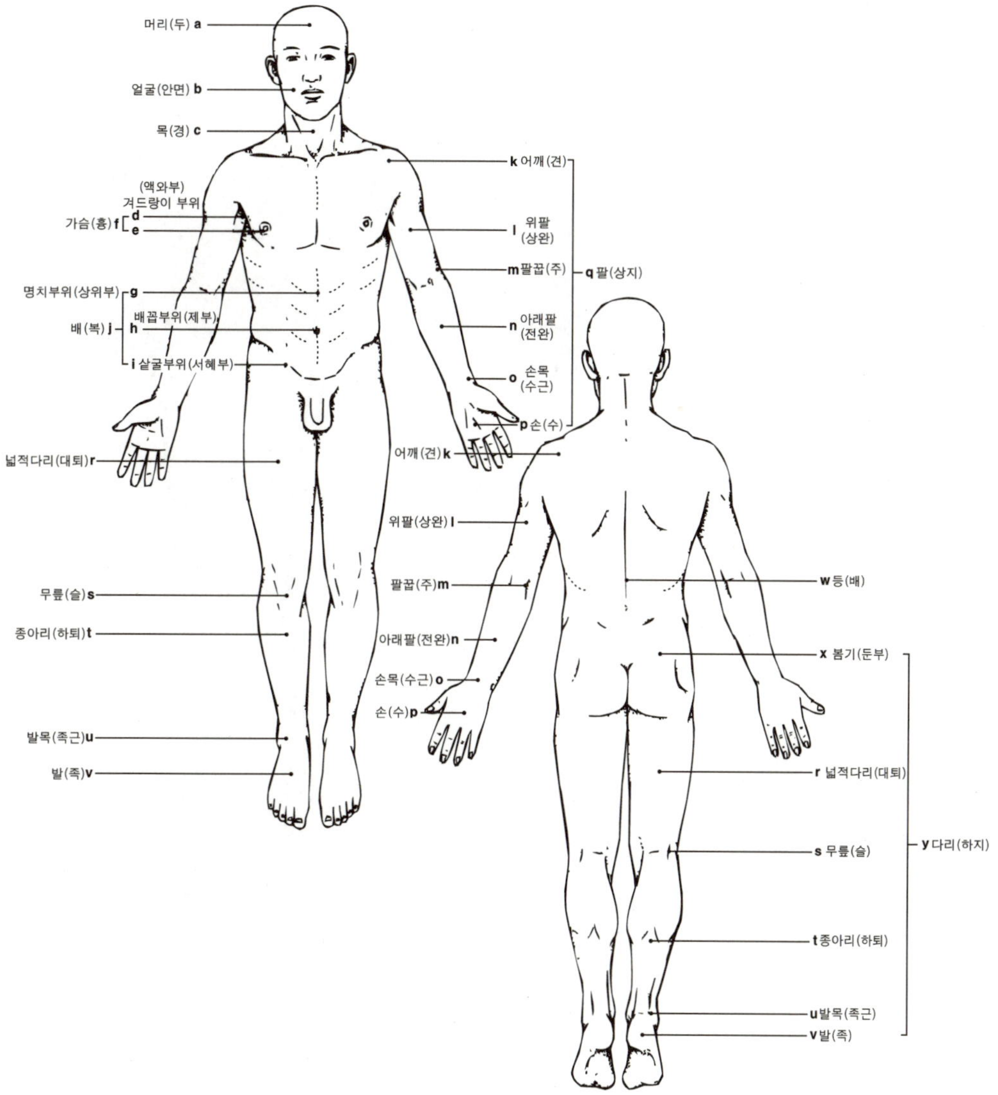

<그림 12> 전신의 부위별 명칭

Ⅱ.전신의 골격

성인의 인체 골격은 206개의 골로 이루어지는 몸통 골격과(axial skeleton)과 사지골격(appendicular skeleton)의 2군으로 나눈다.

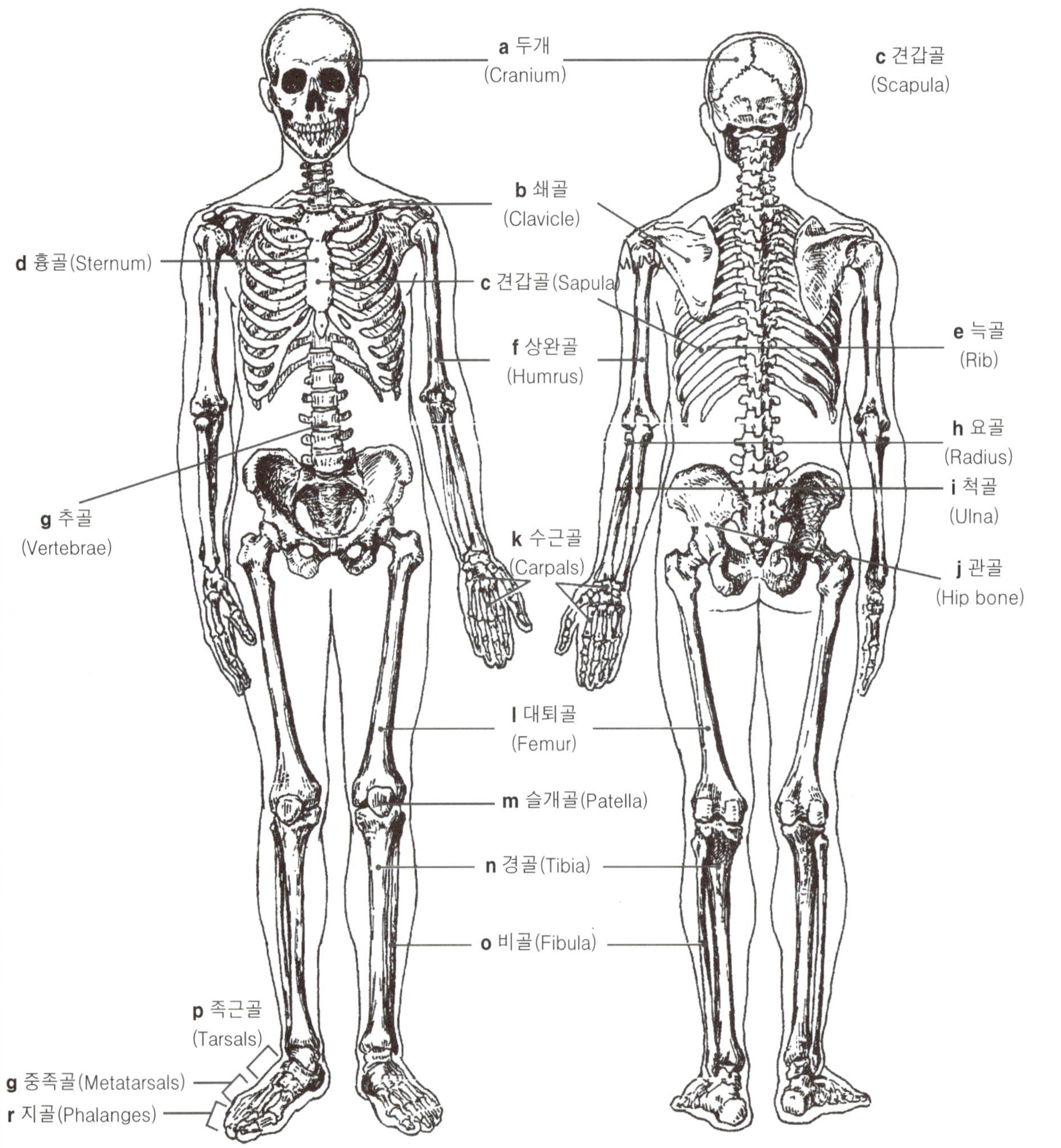

<그림 13> 전신의 골격

<표 4> 인체골격의 분류

분 류	이 름	골의 수	분 류	이 름	골의 수
				상지대(shoulder girdle)	2
				견갑골	2
				쇄 골	
	두 개(skull)				
	뇌두개골	8		상지(upper extremity)	
	안면골	14		상완골	2
	이소골	6		척 골	2
	설 골	1		요 골	2
				수근골	16
	척주(vertebral colum)			중수골	10
몸통골격	경 추	7	사지골격	지 골	28
(axial	요 추	5	(appendicular		
skeleton)	천 골	1	skeleton)	하지대(pelvic girdle)	
	미 골	1		관 골	2
	흉 곽(thorax)			하지(lower extremity)	
	흉 추	12		대퇴골	2
	흉 골	1		슬개골	2
	늑 골	24		경 골	2
				비 골	2
				족근골	14
				중족골	10
				지 골	28
합 계		80			126

<전신의 골격 명칭넣기>

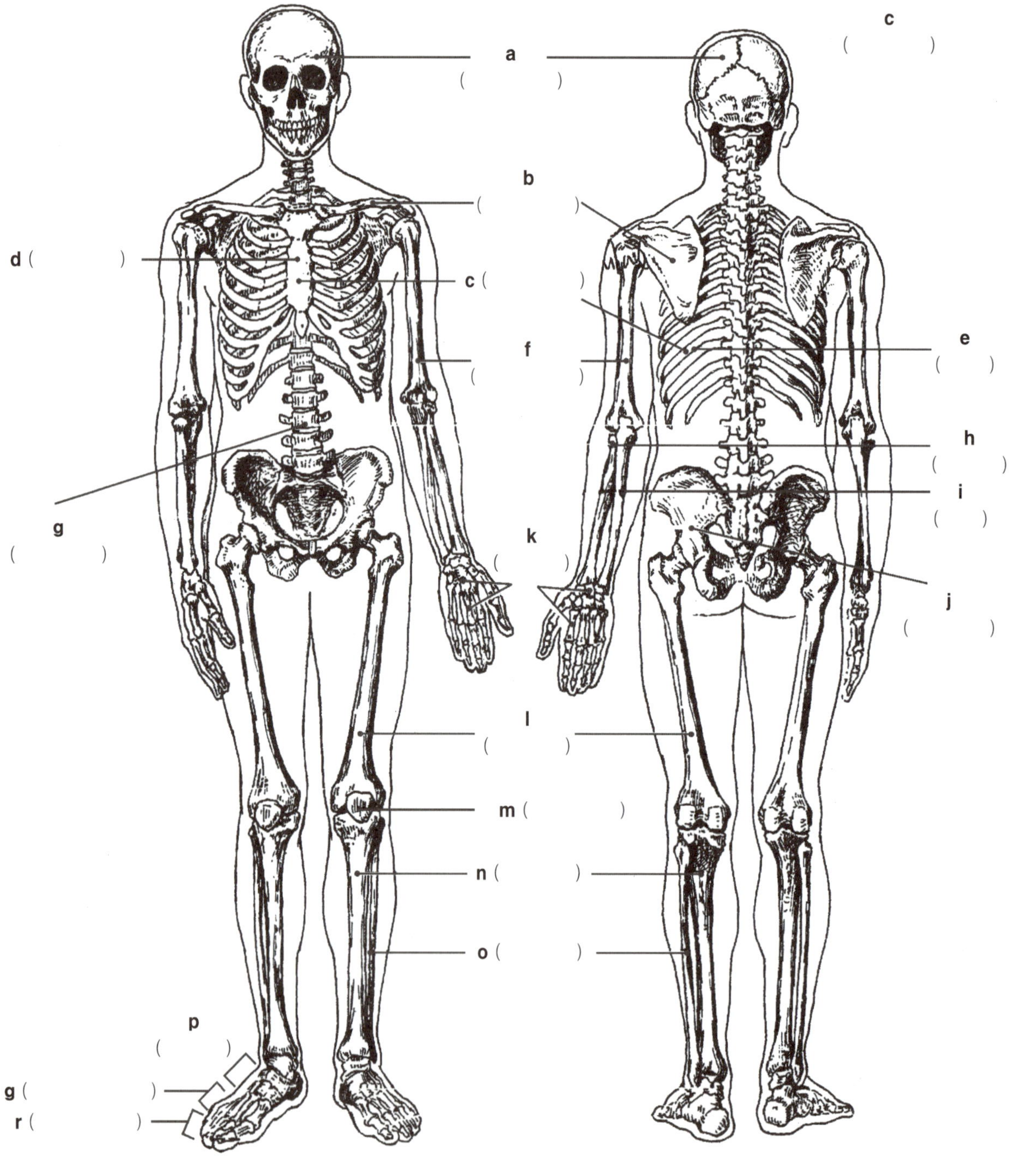

<그림 14> 전신의 골격

Ⅲ.전신의 근육도

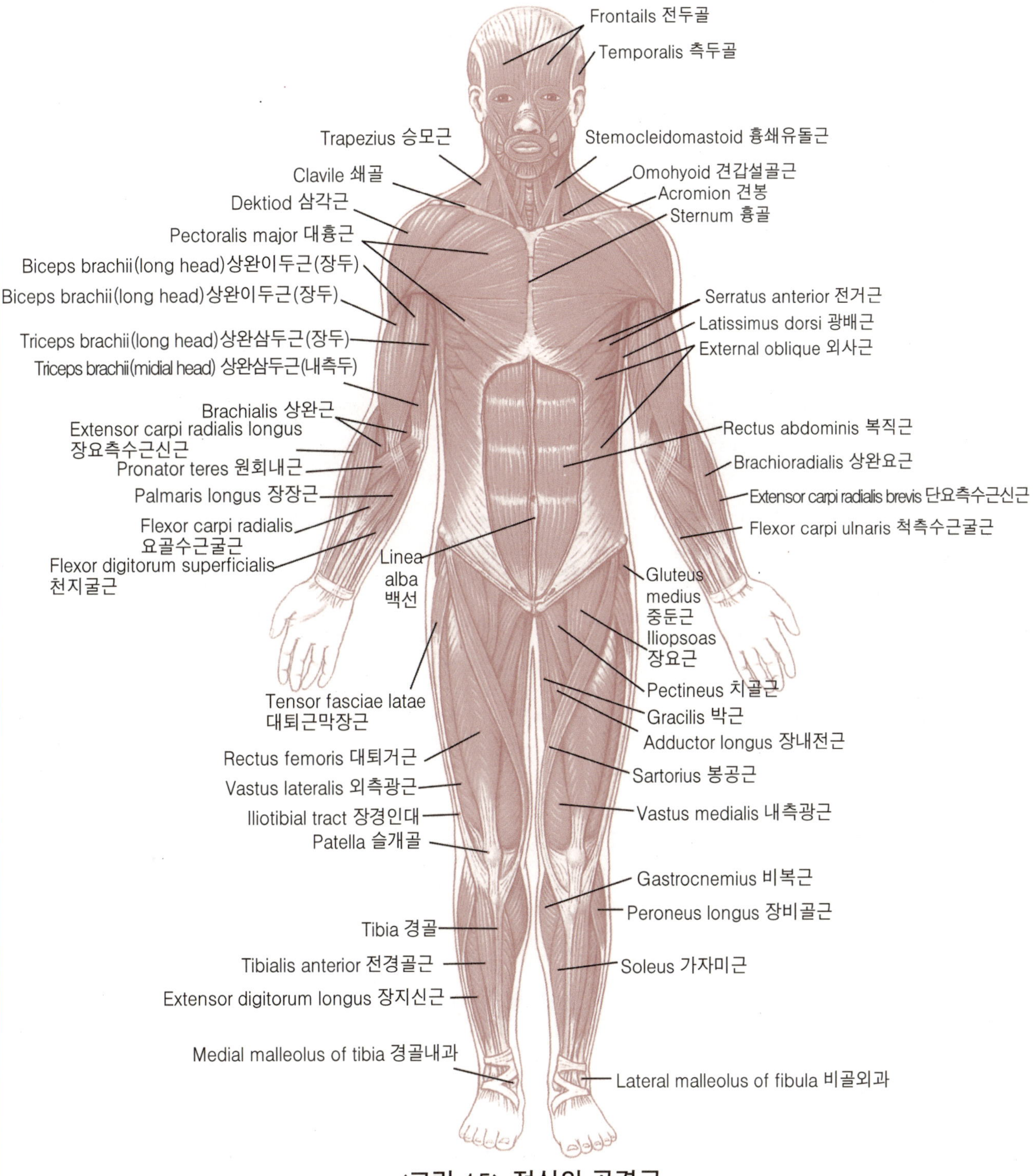

<그림 15> 전신의 골격근

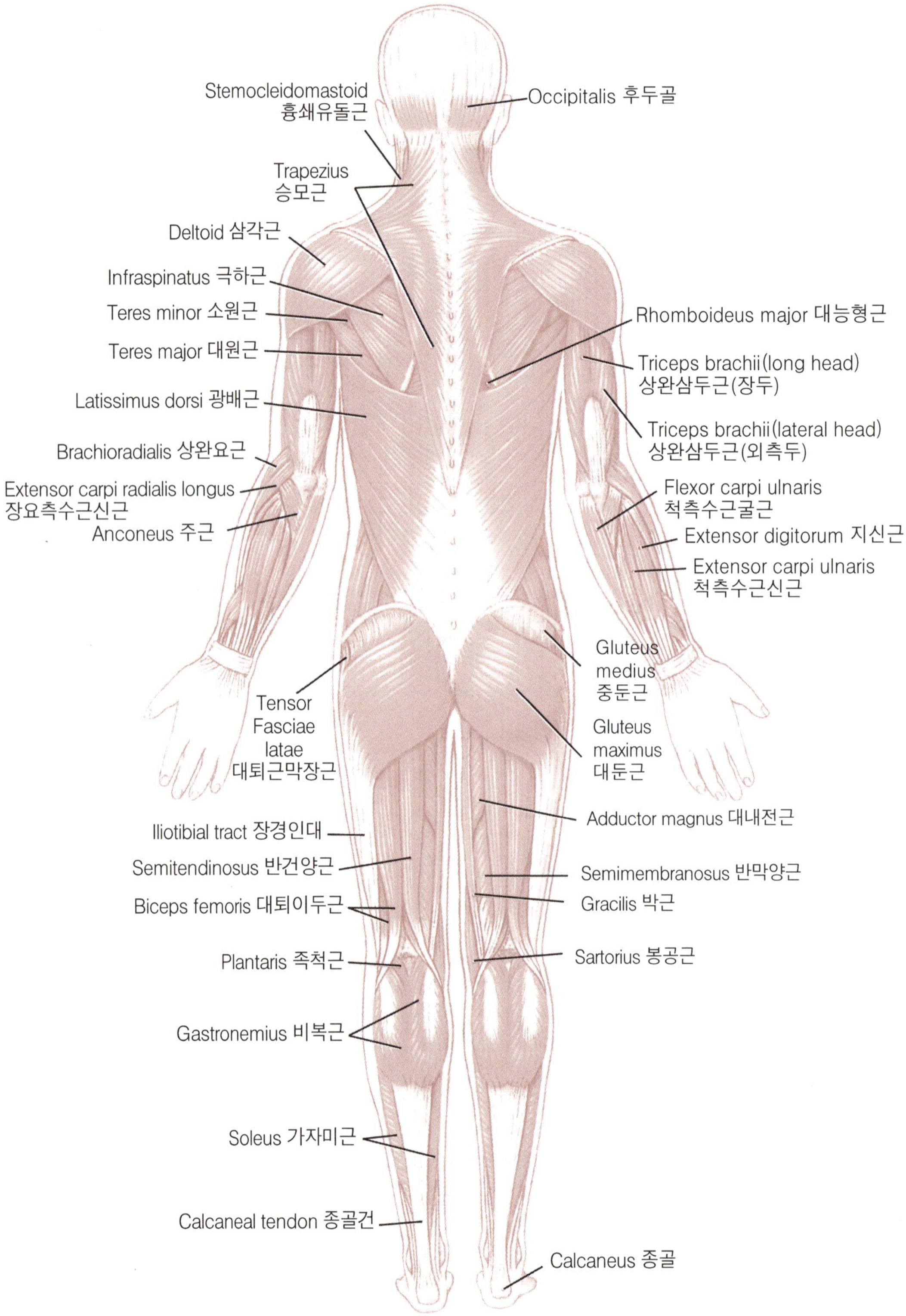

〈그림 16〉 전신의 골격근/후면

<표 5> 인체골격의 분류

경부(neck)	흉쇄유돌근	머리를 굴곡시킴
등(back)	승모근 광배근	상지를 뻗음 상지를 뻗음
흉곽(chest)	대흉근 전거근	상지내전 어깨외전
복벽(abdominal wall)	외복사근	복부압박
어깨(shoulder)	삼각근	팔외전
상지(upper arm)	상완이두근 상완삼두근 상완근	전완굴곡 전완신전 전완굴곡
전완(foream)	완요골근 원회내근	전완굴곡 팔 회내 굴곡
둔부(buttocks)	대둔근 소둔근 중둔근 대퇴근막장근	대퇴신전 대퇴외전 대퇴외전 대퇴외전
대퇴부(thigh) 전면	대퇴사두근 그룹 대퇴직근 외측광근 내측광근 중간광근	대퇴굴곡 다리신전 다리신전 다리신전
중간근	박근 내전근그룹 (단 내전근, 장내전근, 대내전근)	대퇴내전
후면	슬건그룹 대퇴이두근 반건양근 반막양근	다리 모두 굴곡 다리 모두 굴곡 다리 모두 굴곡
다리(leg) 전면	전경골근 비복근 가자미근	발 내전 발 신전 발 신전
골반벽(pelvic floor)	Lavator ani 미골거근	골반벽(pelvic floor)구성 골반벽(pelvic floor)구성

Ⅳ. 전신의 림프계

림프계는 순환계의 일부분으로 혈액에서 유래된 이동성 액체와 이들 유동액을 혈액으로 반환하는 림프관으로 구성된다. 조직세포 간극에 있는 림프관을 모세림프관이라고 하며, 한층의 내피세로로 되어 있는 가는 관으로 점차 굵은 림프관에 모아지며 주변의 림프절을 지나 여기서 생성되는 림프구를 받아 들여 흉관 또는 우림프총관을 거쳐 쇄골하정맥으로 들어간다.

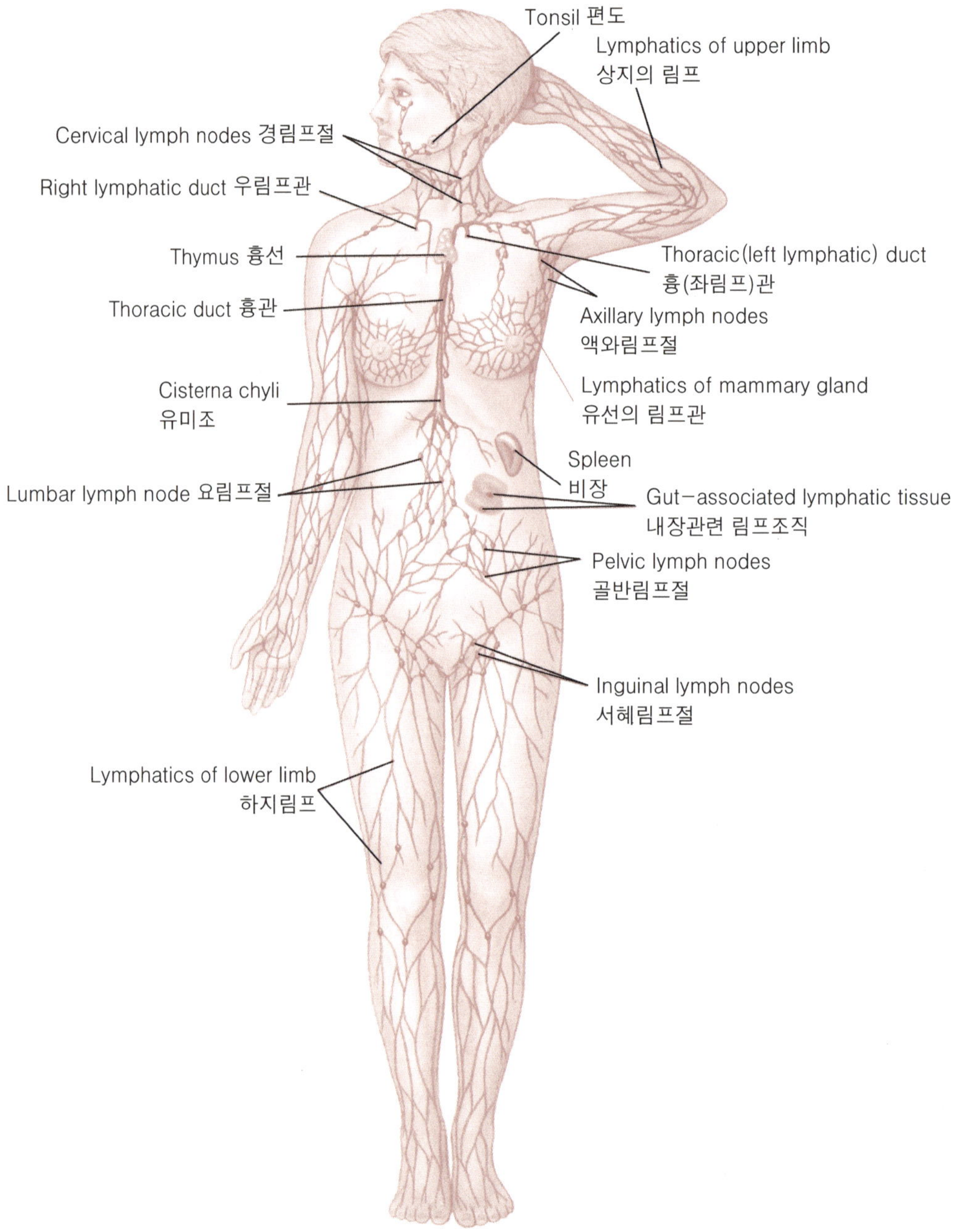

<그림 17> 전신의 림프

림프관의 벽은 근층이 없고 내부에 역류를 방지하는 판막이 있으므로 림프의 흐름은 정맥 혈액과 같이 수동적으로 행해진다. 예를 들면 근육의 수축에 의하여 림프관이 외부로부터 주기적으로 압박되면 판막 때문에 모세림프관의 기시부와 정맥으로 흘러 들어가는 부분 사이에 압력차가 생겨 림프의 흐름을 촉진하고 있다. 조직으로부터의 림프의 배출이 방해되면 조직액이 축적되어 부종을 발생시킨다.

전신의 림프 순환은 하지로부터 좌우의 림프 본관과 복강 내장으로부터의 장림프 본간이 모여서 왼쪽 정맥각으로 연결된다. 우상반신의 림프는 우림프본간에 모여서 오른쪽 정맥각으로 들어간다. 얼굴의 림프는 쇄골쪽으로, 상체는 액와부위로, 하체는 서혜부위로 림프가 모이게 된다.

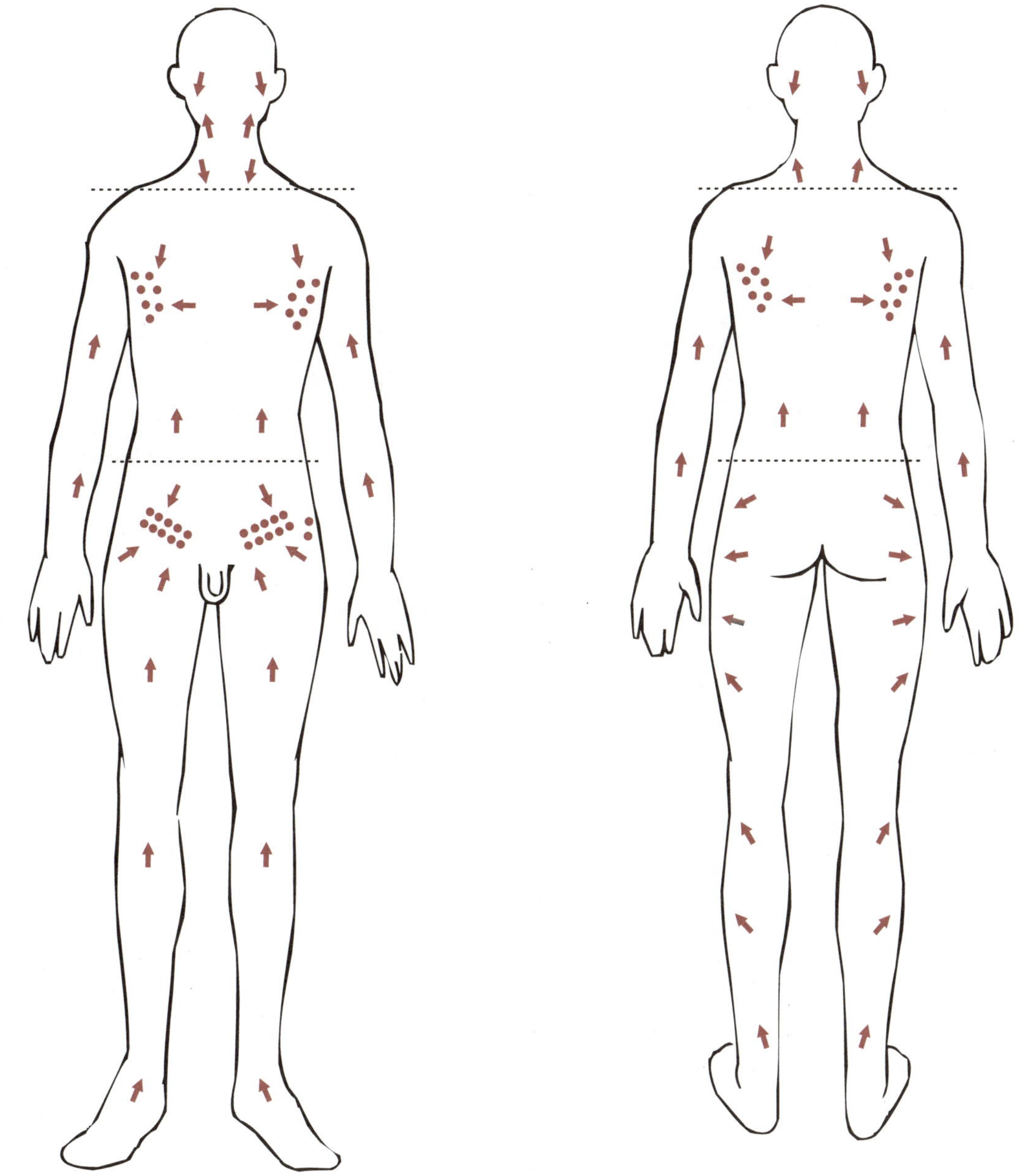

<그림 18> 림프 흐름

<1> 전신의 용어 넣기

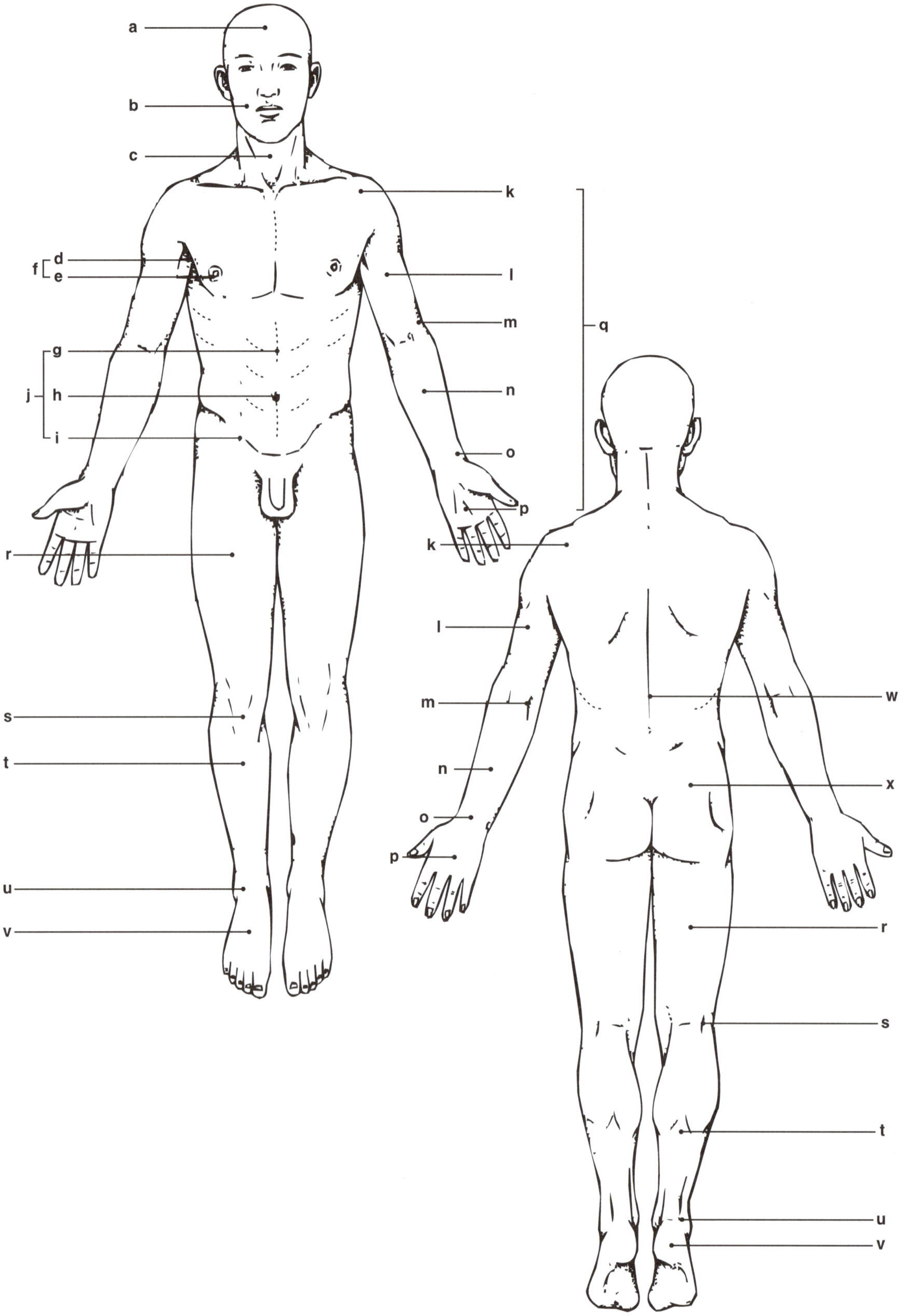

〈그림 19〉 전신의 명칭

<2> 전신 근육 명칭과 색칠하기

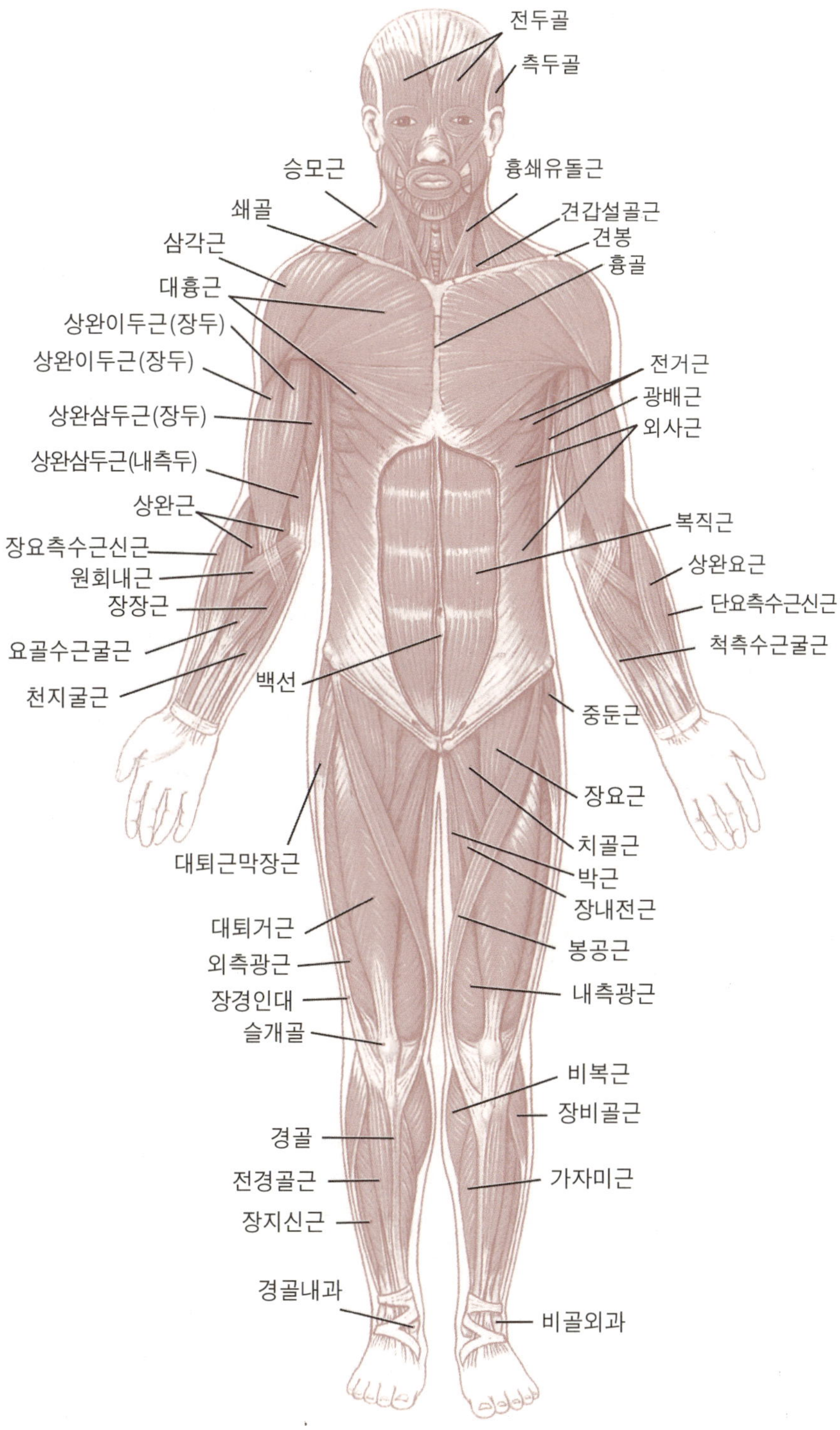

<앞>

<그림 20> 전신의 골격

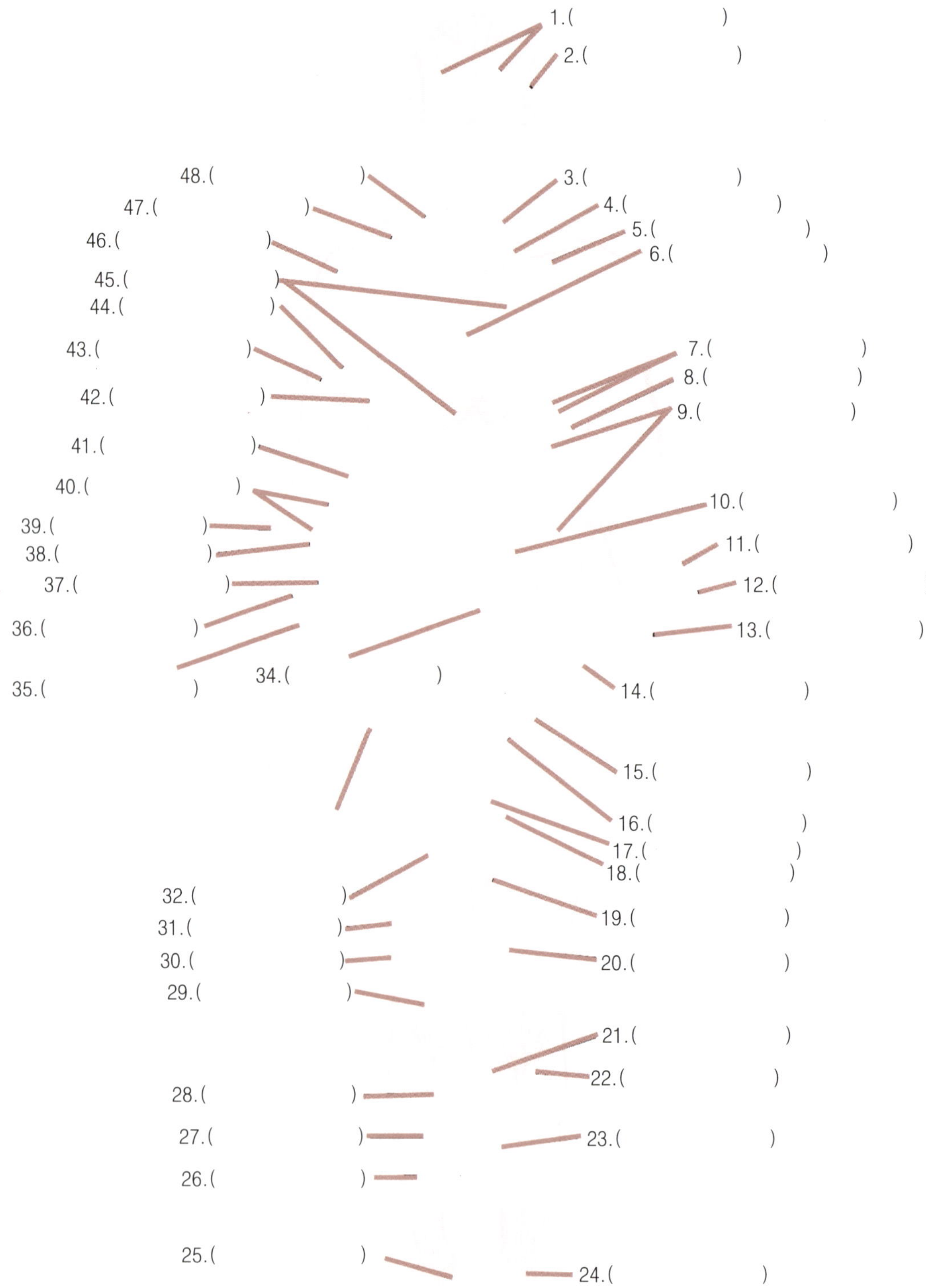
1.(   )
2.(   )
3.(   )
4.(   )
5.(   )
6.(   )
7.(   )
8.(   )
9.(   )
10.(   )
11.(   )
12.(   )
13.(   )
14.(   )
15.(   )
16.(   )
17.(   )
18.(   )
19.(   )
20.(   )
21.(   )
22.(   )
23.(   )
24.(   )
25.(   )
26.(   )
27.(   )
28.(   )
29.(   )
30.(   )
31.(   )
32.(   )
34.(   )
35.(   )
36.(   )
37.(   )
38.(   )
39.(   )
40.(   )
41.(   )
42.(   )
43.(   )
44.(   )
45.(   )
46.(   )
47.(   )
48.(   )

<앞>

<그림 21> 전신의 골격

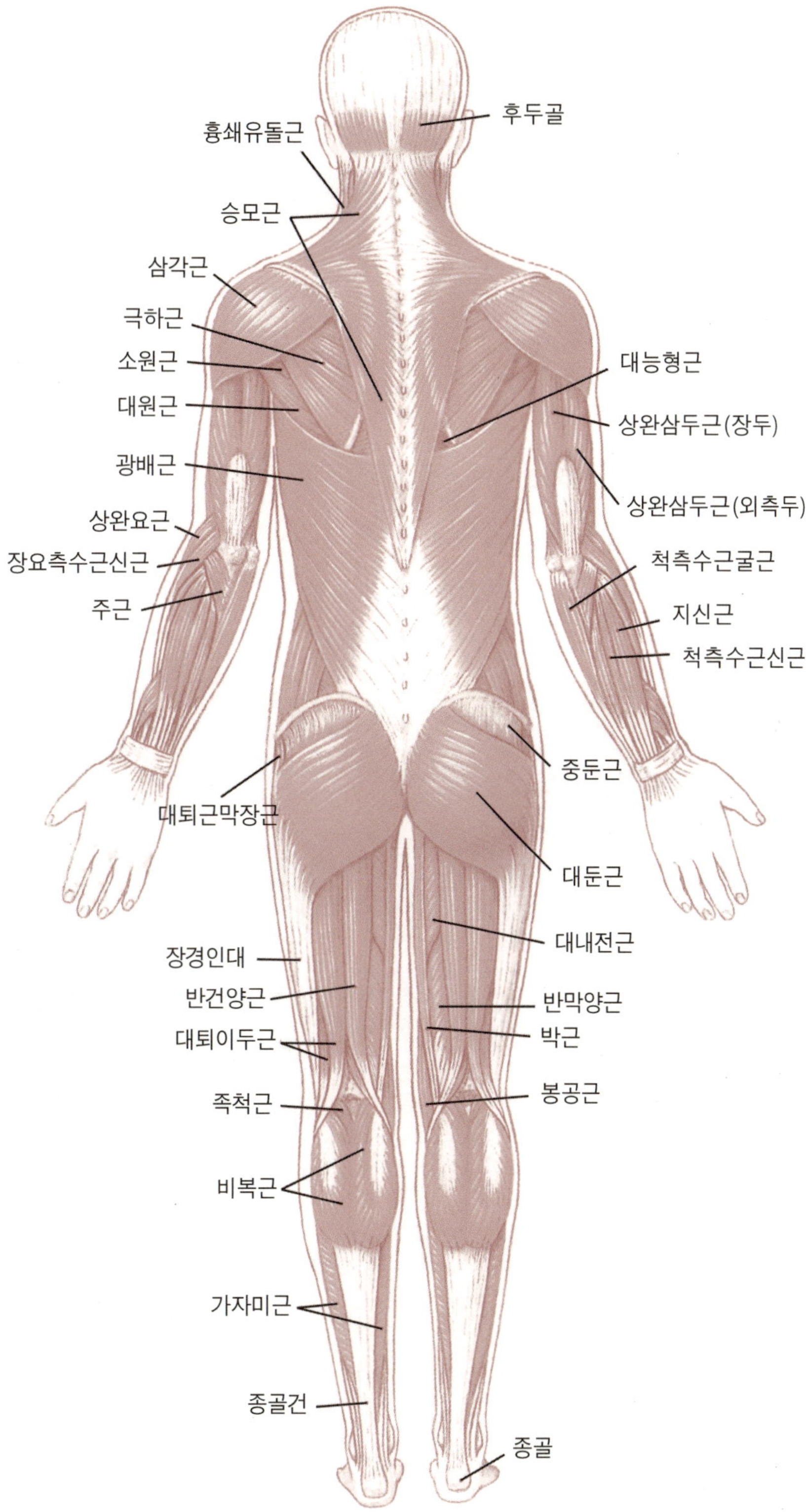
후두골
흉쇄유돌근
승모근
삼각근
극하근
소원근
대원근
광배근
상완요근
장요측수근신근
주근
대능형근
상완삼두근(장두)
상완삼두근(외측두)
척측수근굴근
지신근
척측수근신근
중둔근
대퇴근막장근
대둔근
대내전근
장경인대
반건양근
대퇴이두근
반막양근
박근
족척근
봉공근
비복근
가자미근
종골건
종골

〈뒤〉

〈그림 22〉 전신의 골격

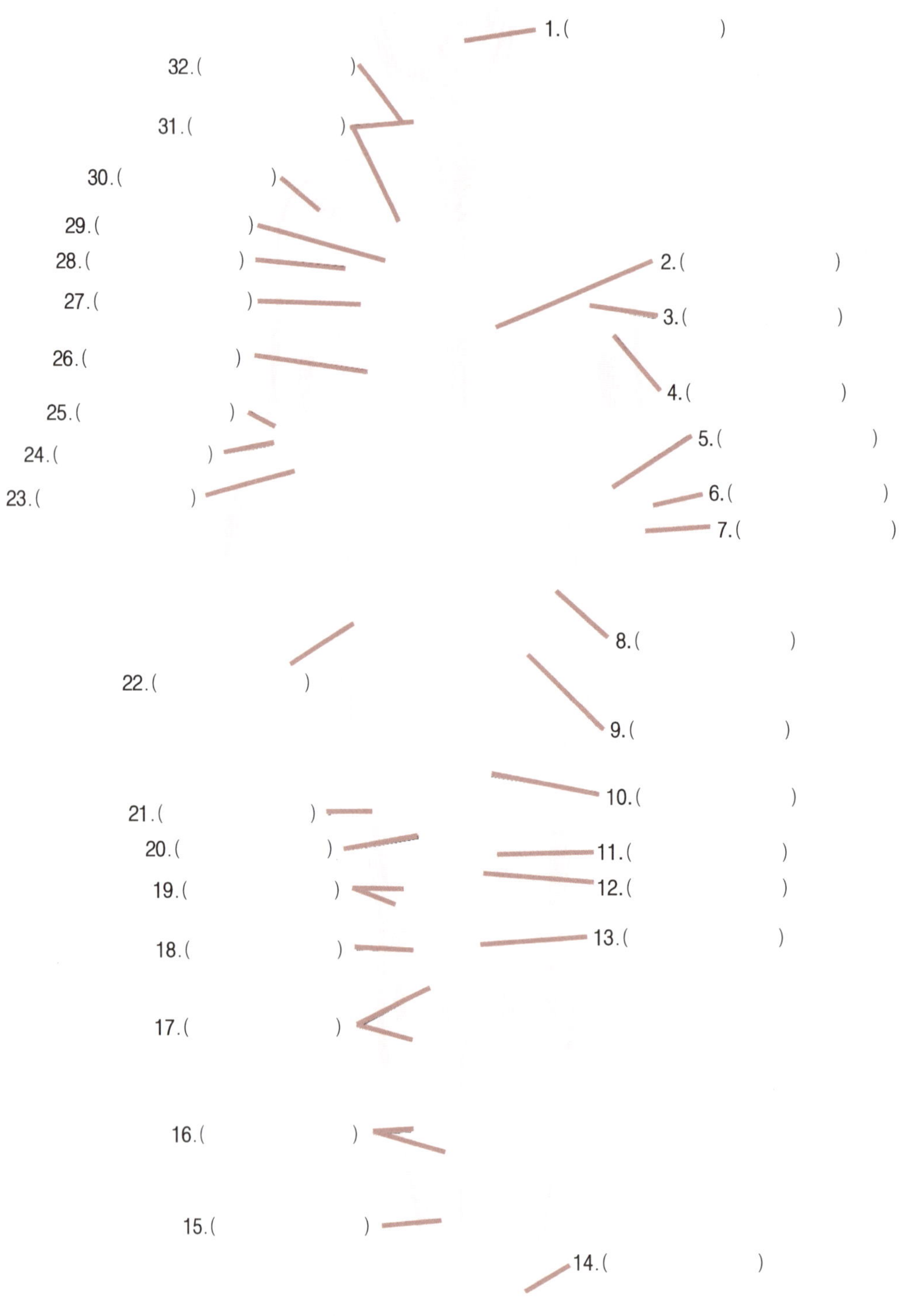
1.(   )
32.(   )
31.(   )
30.(   )
29.(   )
28.(   )
27.(   )
26.(   )
25.(   )
24.(   )
23.(   )
2.(   )
3.(   )
4.(   )
5.(   )
6.(   )
7.(   )
8.(   )
22.(   )
9.(   )
10.(   )
21.(   )
20.(   )
11.(   )
12.(   )
19.(   )
18.(   )
13.(   )
17.(   )
16.(   )
15.(   )
14.(   )

<뒤>

<그림 23> 전신의 골격

<3> 전신의 림프 흐름도 표시하기

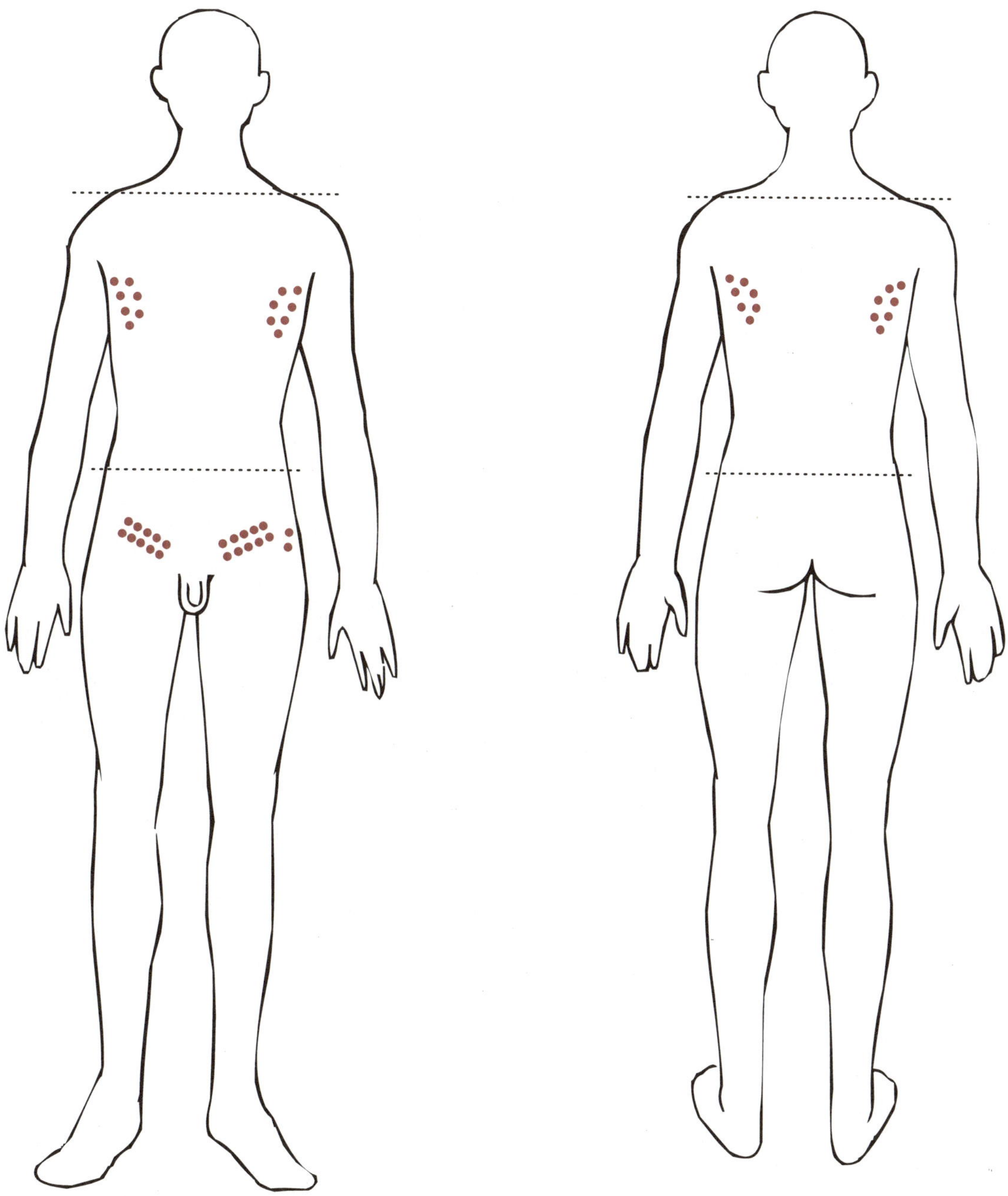

〈앞〉 〈뒤〉

〈그림 24〉 전신의 림프

제 5 장
전신관리

안면 피부를 제외한 신체 모든 부위를 대상으로 하는 피부미용의 관리 영역으로서 신체 부위 전체를 대상으로 관리함을 목적으로 한다. 전신 마사지는 각 부위별로 근육의 특징, 혈액과 림프의 흐름을 이해하고 마사지를 실시해야 한다.

Ⅰ. 전신 마사지를 위한 준비

- 관리용 침대와 담요, 타월 등을 준비한다.
- 전신 마사지실은 긴장감을 이완시키고 안정감을 주는 분위기를 조성한다.
  이때 조용한 음악을 틀고 아로마향을 이용하여 실내 분위기를 편안하게 한다.
- 관리 전에 고객에게 관리 과정에 대하여 자세하게 설명한다.
- 마사지할 부위를 바디클렌징 또는 따뜻한 수건으로 닦아준다.
- 마사지하지 않는 부위는 마른 타월로 덮어 체온을 유지한다.
  등 마사지 - 클린싱 - 피부타입에 맞는 딥클린싱 - 1차 팩 - 팔마사지 - 안면 마사지 - 가슴 마사지 - 마스크 요법(2차 팩) - 다리 마사지 - 마무리

Ⅱ. 손, 팔의 근육(Muscles of the Hand & Arm)

1. 팔 근육(상지의 근, muscles of the upper limb)

팔근육(상지의근)은 어깨의 근육(견부의근), 위팔의 근육(상완의근), 아래팔(전완) 및 손의 근육으로 구분한다.

(1) 어깨의 근육 (견부의근, muscles of shoulder)

- 어깨 세모근(삼각근, deltoideus) : 견관절의 굴곡, 신전 및 외전을 주관하며 예방주사와 상지의 근육 주사 부위로 자주 이용되는 근이다.

- 가시 아래근(극하근, infraspinatus) : 상완의 외측 회전 및 신전에 관여한다.
- 큰원근(대원근, teres major) : 상완의 내전 및 내측 회전에 관여한다.
- 작은원근(소원근, teres minor) : 상완의 내전 및 외측 회전에 관여한다.

(2) 위팔의 근육 (상완의근, muscles of the arm)

- 상완근(brachialis) : 전완의 굴곡에 관여한다.
- 상완두갈래근(상완이두근, biceps brachii) : 상완의 굴곡 및 내 · 외전, 전완의 굴곡 및 회외에 관여한다.
- 상완세갈래근(상완삼두근, triceps brachii) : 상완 및 전완의 신전에 관여한다.

(3) 아래팔의 근육 (전완의근, muscles of the forearm)

손목과 손가락의 운동에 관여하는 근육으로 총19개로 구성되어 있으며, 전면의 굴근과 후면의 신근으로 구분한다.

- 요골쪽 손목굽힘근(요측수근골근, flexor Capri radialis) : 전완의 굴곡과 손목의 외전에 관여한다.
- 긴손바닥근(장장근, palmaris longus) : 손목의 굴곡에 관여한다.
- 얕은손가락굽힘근(천지굴근, flexor digitorum superficialis) : 제 2-5지의 굴곡에 관여한다.
- 척골쪽손목굽힘근(척측수근굴근, flexor capri ulnaris) : 손목의 굴곡과 내전에 관여한다.
- 상완요골근(brachioradialis) : 주관절을 굴곡시키고 전와의 회내,회의 혹은 회전에 관여한다.
- 긴요골쪽 손목 펴짐근 (장요측수근신근, extensor Capri radialis longus) : 손목의 신전과 외전에 관여한다.
- 손가락폄근(지신근, extensor digitorum) : 손목과 제 2~5지의 신전에 관여한다.

(4) 손의 근육 (muscle of hand)

손의 근육은 주로 손바닥의 내측 및 외측에 분포하는 작은 근육들로 구성되는데 엄지손가락 부위, 새끼손가락 부위 및 손바닥 부위의 근육군이 있다.

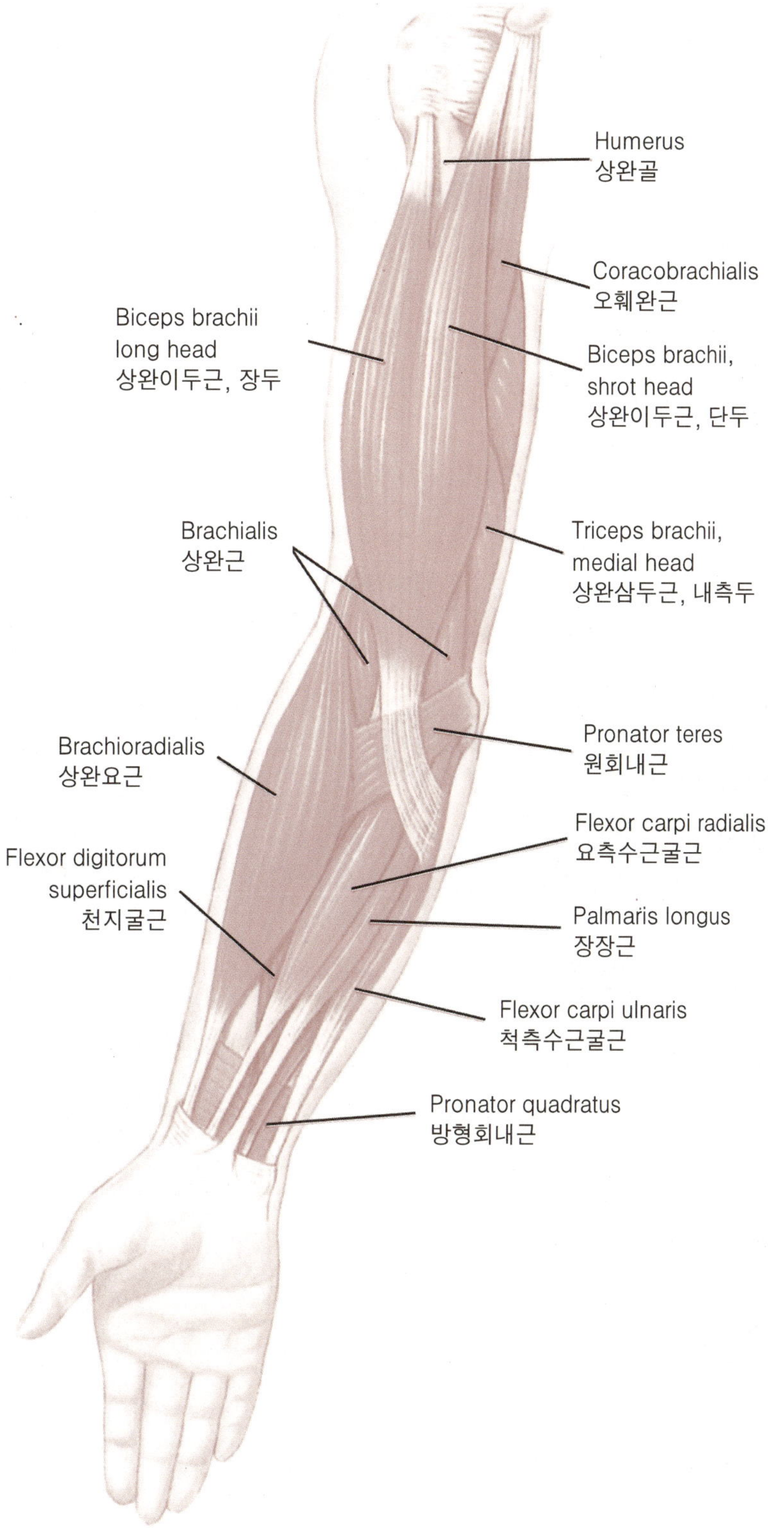
Humerus
상완골
Coracobrachialis
오훼완근
Biceps brachii
long head
상완이두근, 장두
Biceps brachii,
shrot head
상완이두근, 단두
Brachialis
상완근
Triceps brachii,
medial head
상완삼두근, 내측두
Pronator teres
원회내근
Brachioradialis
상완요근
Flexor carpi radialis
요측수근굴근
Flexor digitorum
superficialis
천지굴근
Palmaris longus
장장근
Flexor carpi ulnaris
척측수근굴근
Pronator quadratus
방형회내근

(a)

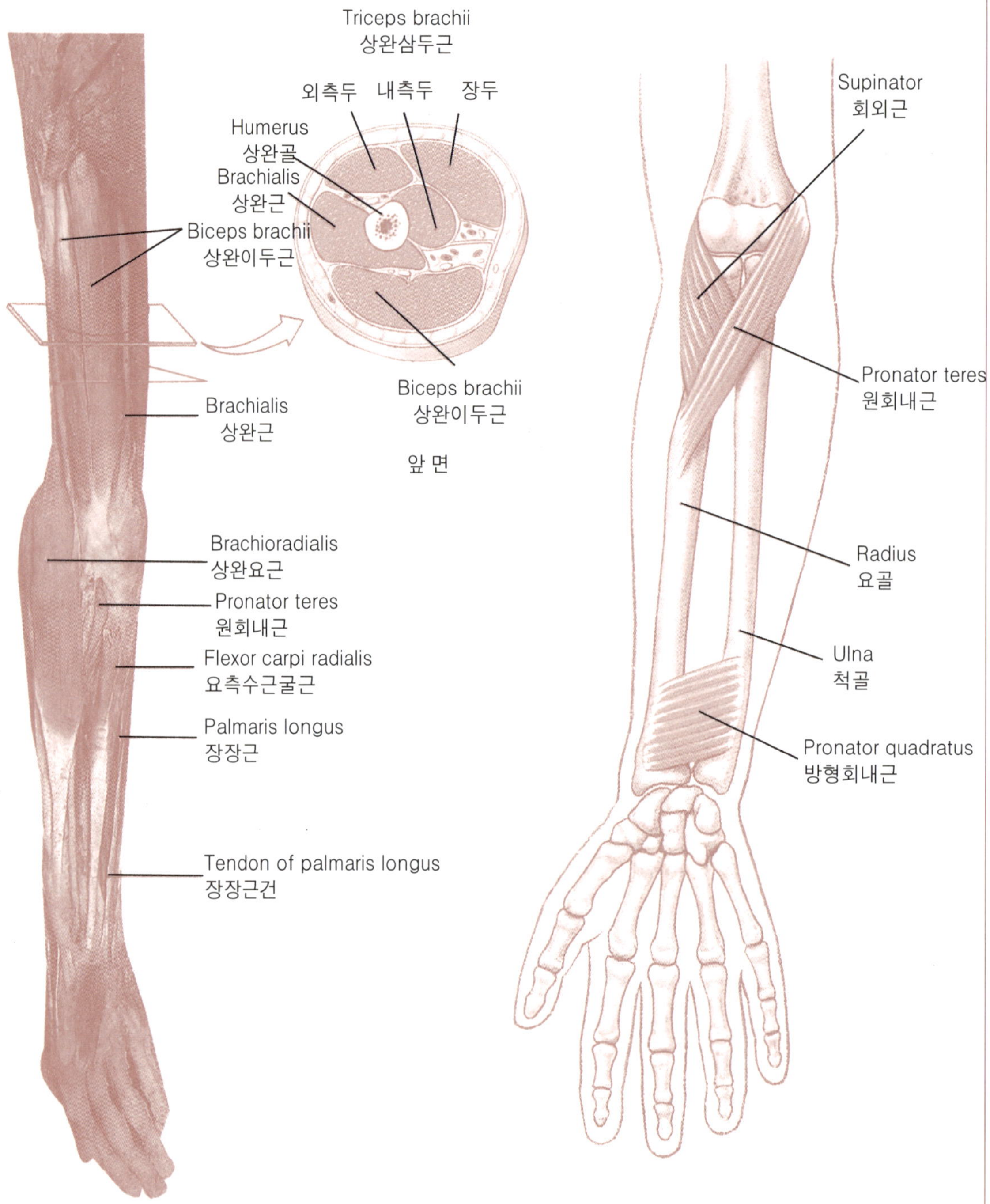

(b)

〈그림 25〉 전완과 손을 움직이는 근육

<팔의 근육 색칠하기>

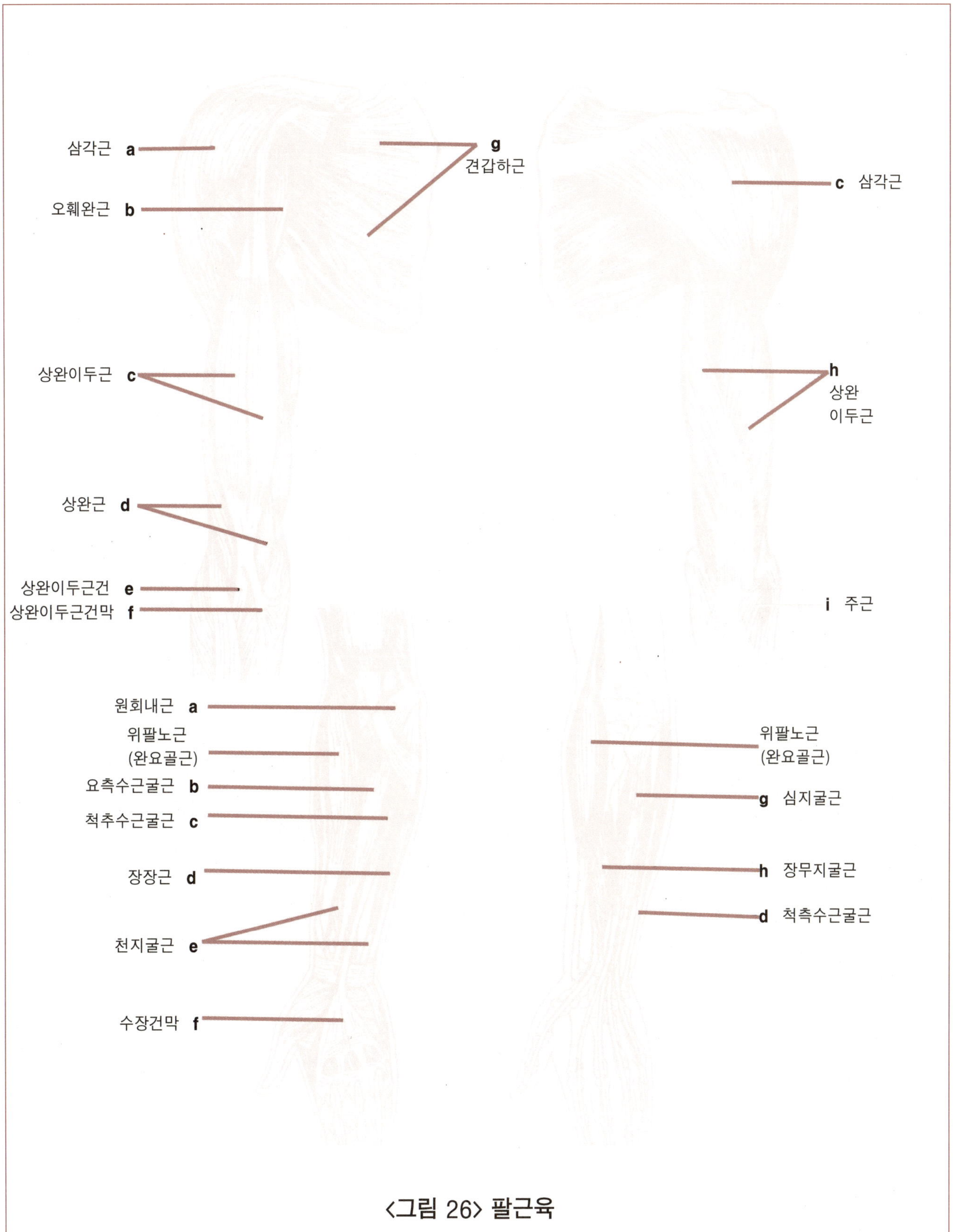

〈그림 26〉 팔근육

<팔의 근육 명칭 넣기>

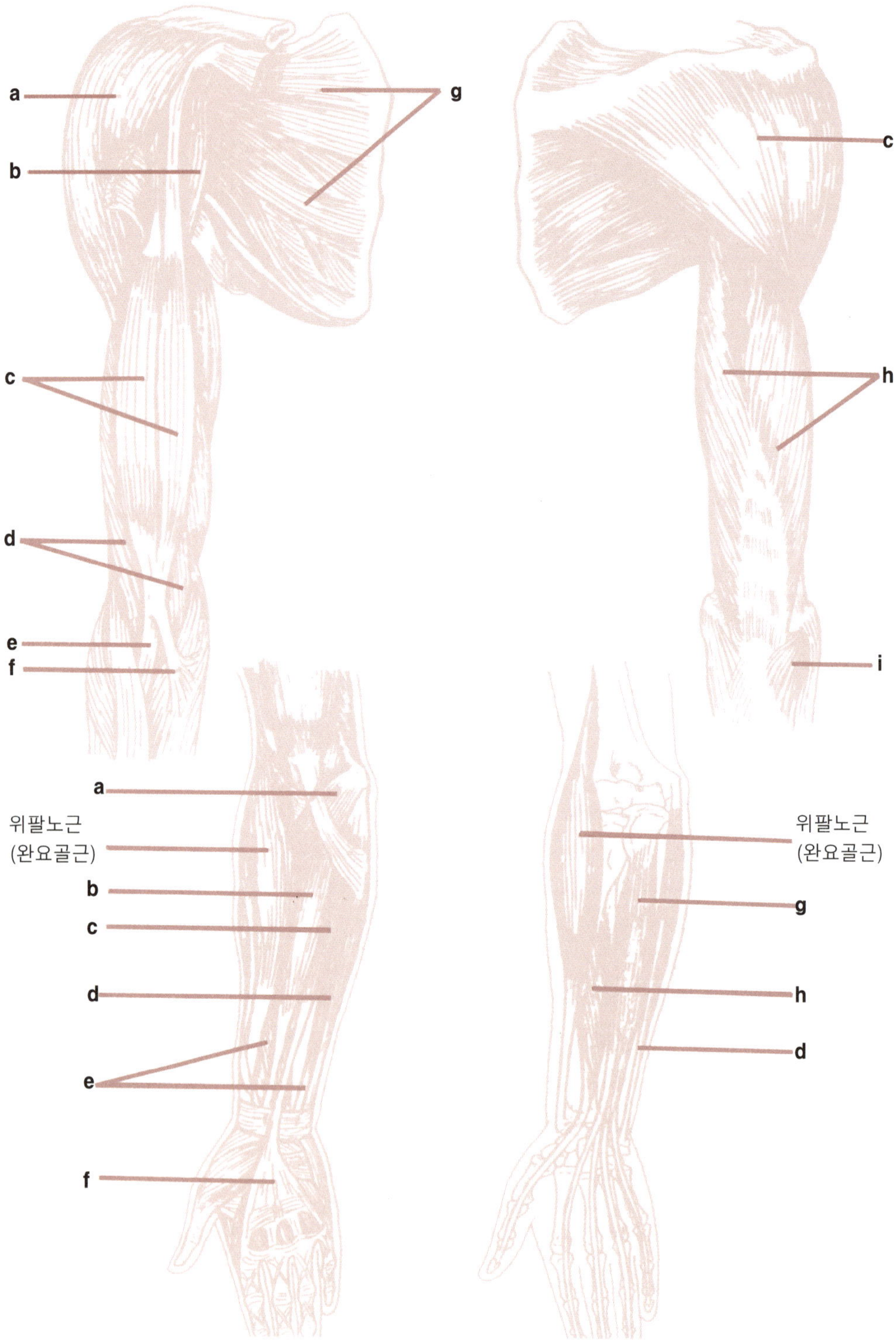

〈그림 27〉 팔근육

2. 팔 마사지(Arm massage)

손은 신체 부위 중에서 하루 24시간 동안 늘 외부 환경에 노출되어 있을 뿐만 아니라 일상생활 중에서 가장 많은 물리적 활동을 지속하는 부위에 해당한다. 손 마사지는 평상시 물일 등의 물리적 활동에 손상 받은 손과 팔을 관리하여 주며, 피부관리실에서는 주로 서비스 차원에서 실시해 준다.

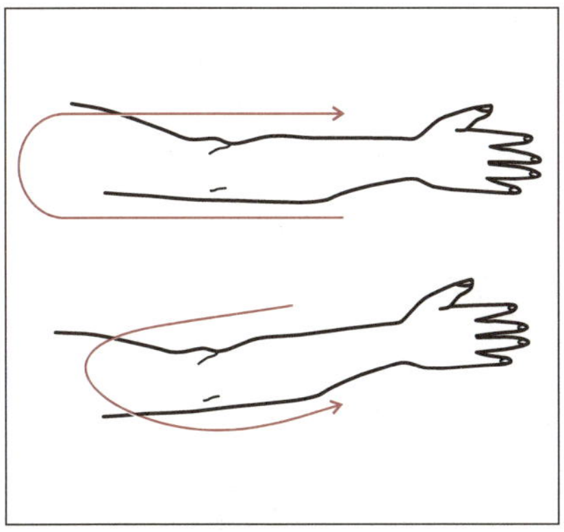

(1) 시술방법

① 팔 전체 쓰다듬기

한 손으로 팔목을 잡고 다른 손으로 팔안 · 밖을 쓰다듬는다.

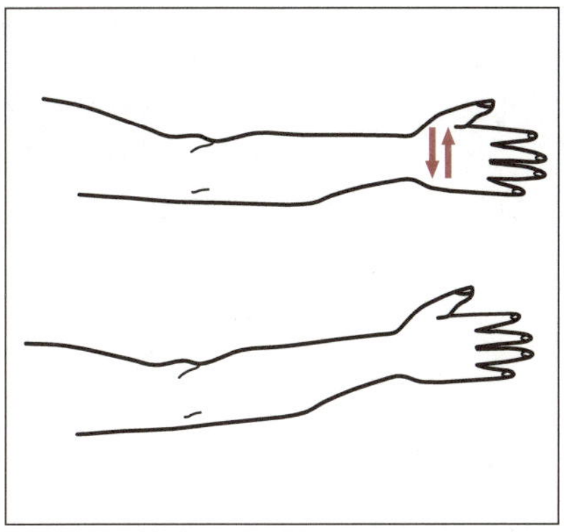

② 손 전체 비벼주기

엄지와 소지 사이에 손가락을 끼운 후 압을 뺀 후 비벼준다.

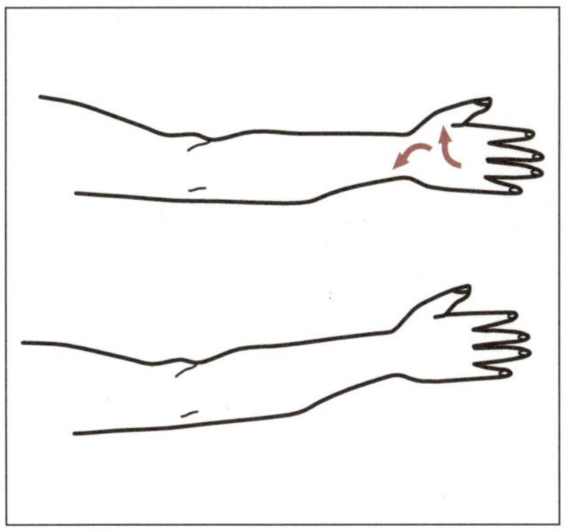

③ 손등 쓰다듬기

양 손의 엄지를 이용하여 손등을 쓰다듬어 준다.

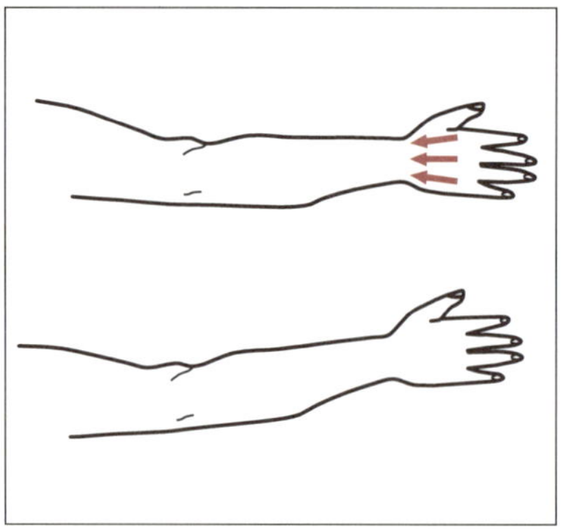

④ **중수골 사이 쓰다듬기**

손목에 검지와 중지를 끼운 후 엄지를 이용하여 중수골 사이를 아래에서 위로 쓰다듬어 준다.

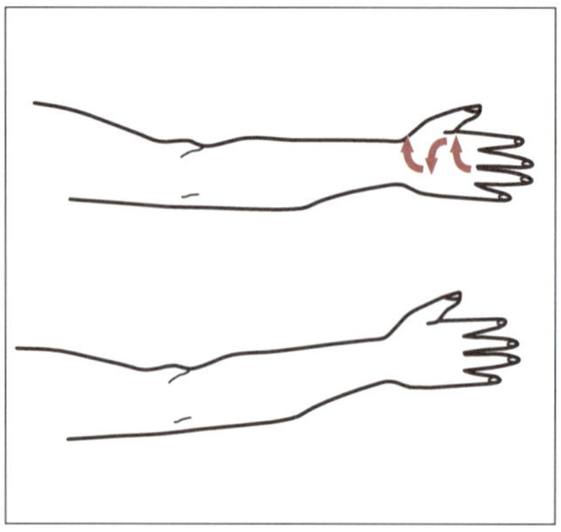

⑤ **중수골 사이 마찰하기**

엄지의 측면을 이용하여 중수골 사이를 외 회전 방향으로 마찰하여 올라갔다 쓰다듬어 내려온다.

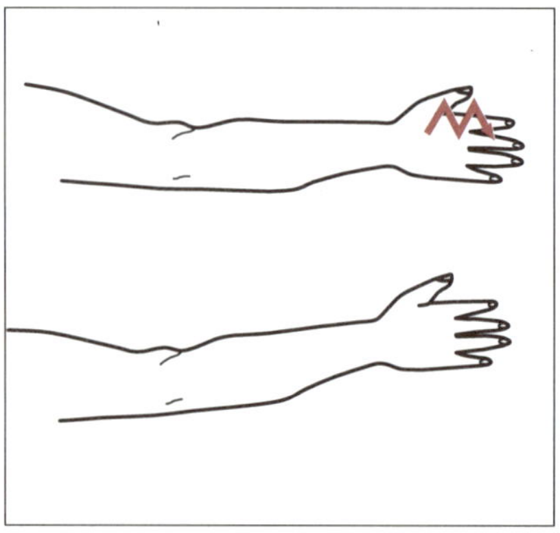

⑥ **손가락 집어주기**

검지와 중지를 구부려서 손가락을 집어준 후 훑어서 빼낸다.

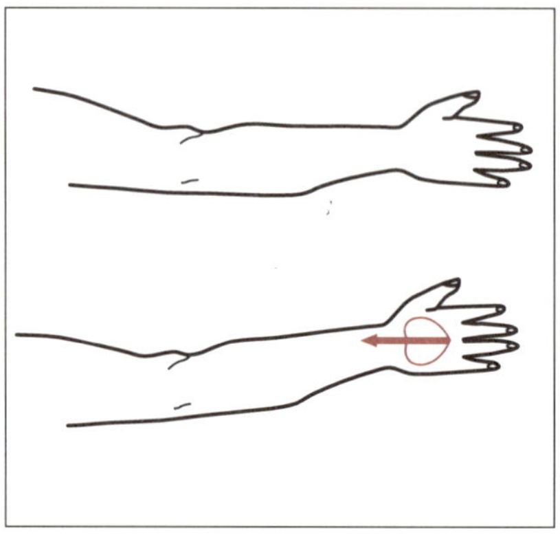

⑦ **노궁 압주기**

양손 엄지를 이용하여 노궁에 압을 준 후 하트 모양으로 내려와 팔 안쪽 손목으로 빼낸다.

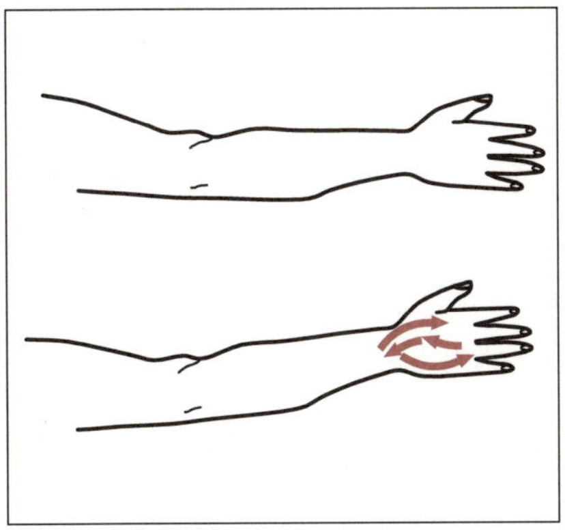

⑧ **손바닥 마찰하기**

양손 엄지를 이용하여 중지 시작 부분에서부터 가지를 치듯이 올라갔다가 소지와 엄지 사이로 내려온다.

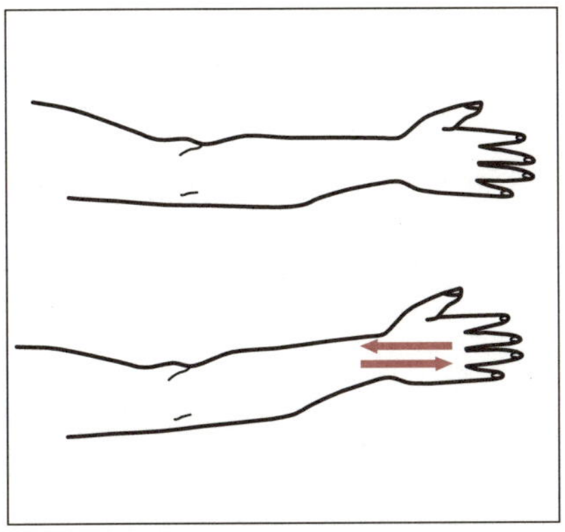

⑨ **진정 동작**

가볍게 주먹 쥔 상태에서 손바닥을 쓰다듬어 준다.

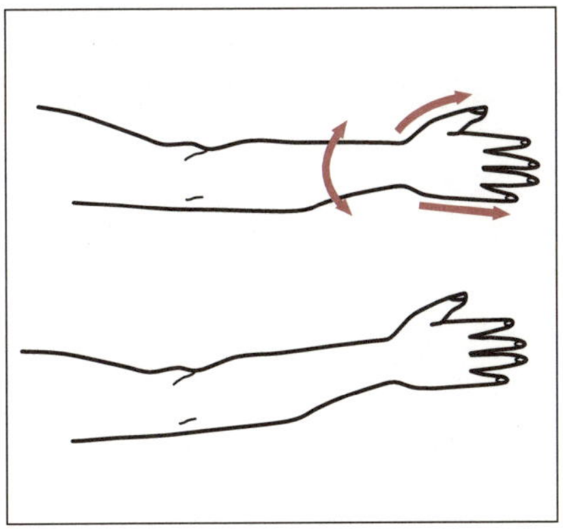

⑩ **손가락 흔들어 빼기**

한 손은 손목을 잡고 다른 손으로 깍지를 끼운 상태에서 힘을 뺀 후 흔들어 빼낸다.

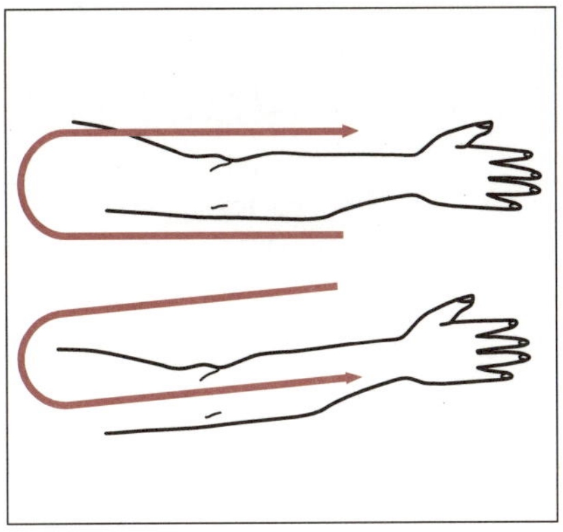

⑪ **팔 전체 쓰다듬기**

한 손으로 팔목을 잡고 다른 손으로 팔 안 · 밖을 쓰다듬는다.

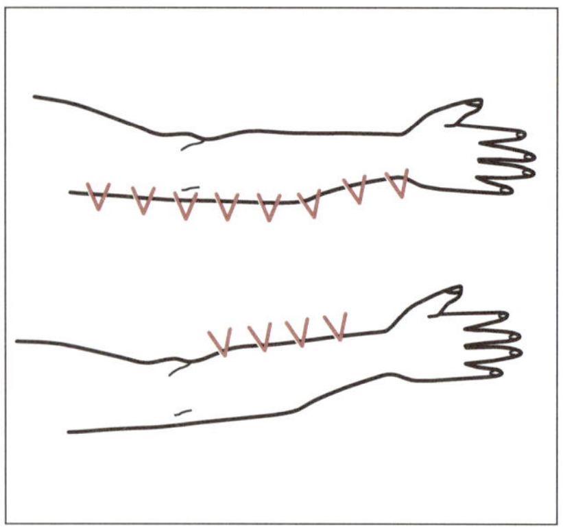

⑫ **팔 안 · 밖 마찰하기**

한 손으로 손목을 잡고 다른 손의 엄지와 네 손가락을 이용하여 팔의 안과 밖을 수영 방향으로 마찰해 준 후 쓰다듬어 내려온다.

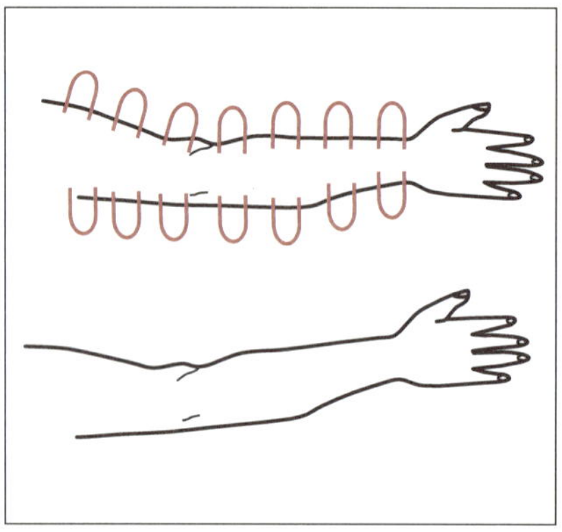

⑬ **반죽하기**

전완 부위는 한 부분으로 상완 부위는 두 부분으로 나누어 양손 엄지와 네 손가락을 이용하여 반죽하여 준다.

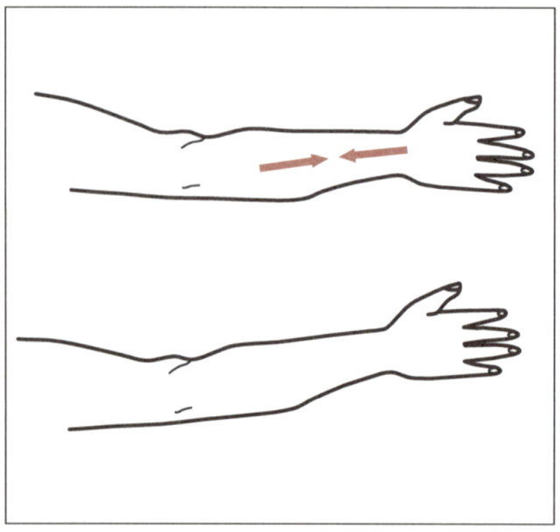

⑭ **아코디언 동작**

네 손가락을 이용하여 양손을 동시에 내측으로 밀어준다.

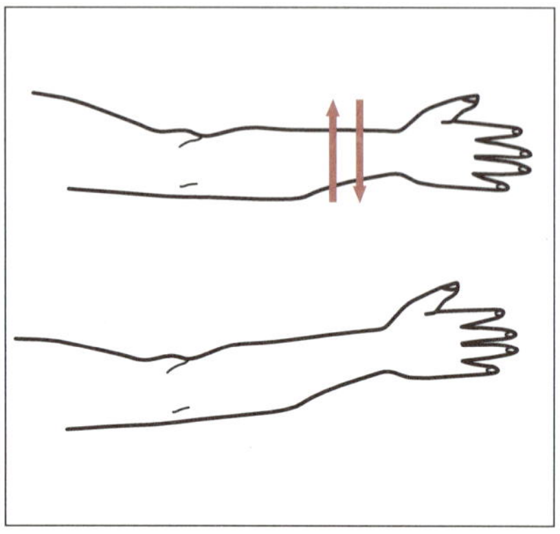

⑮ **전완 부위 비틀기**

팔꿈치를 굽혀 세운 후 양 손바닥을 이용하여 전완을 비틀어 준다.

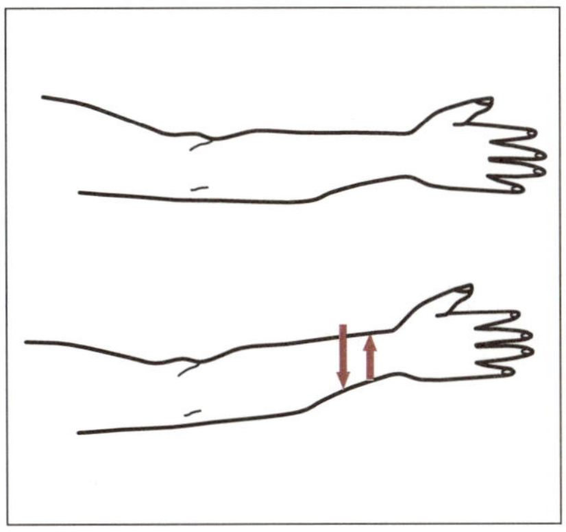

⑯ **훑어주기**

양 손바닥을 이용하여 한손씩 교대로 전완 부위를 위에서 아래로 훑어내린다.

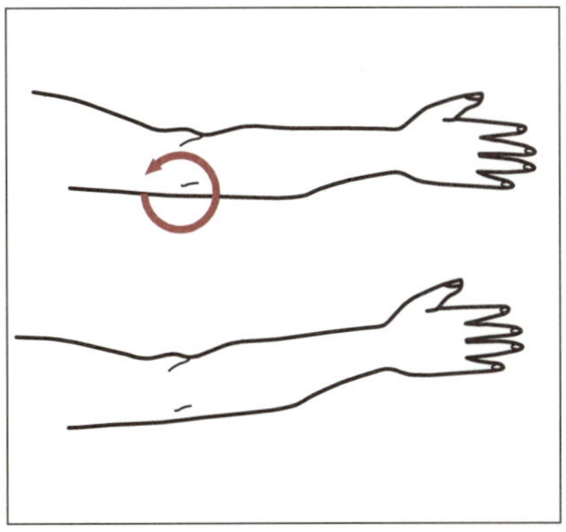

⑰ **팔꿈치 쓰다듬기**

팔을 내려놓은 후 한 손바닥을 이용하여 팔꿈치를 쓰다듬어 준다.

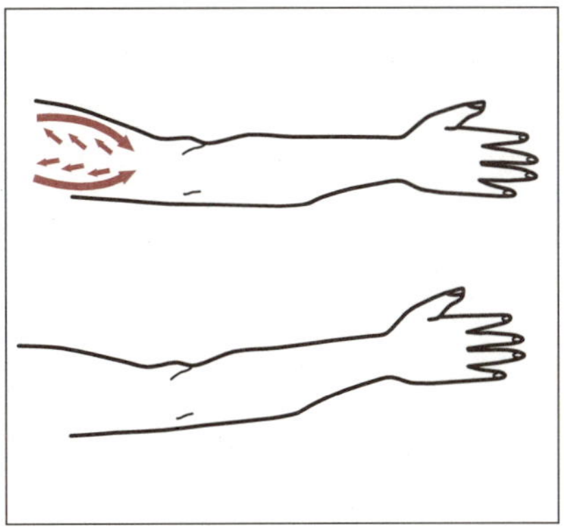

⑱ **삼각근 부위 마찰하기**

상완의 삼각근을 엄지를 이용하여 가지를 치듯이 마찰한다.

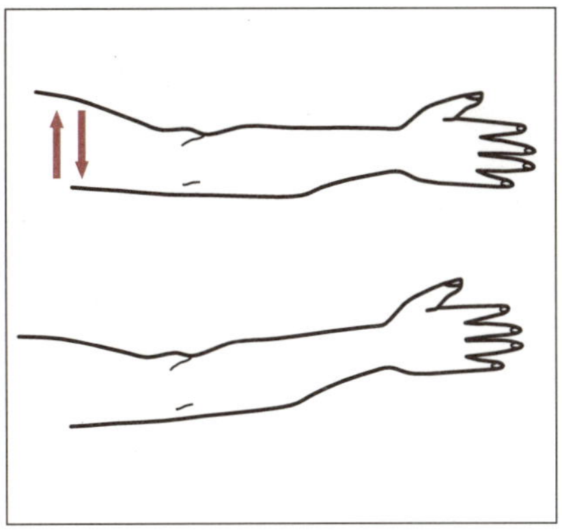

⑲ **상완 쓰다듬기**

양 손바닥을 이용해 교대로 상완 부위를 아래에서 위로 쓰다듬어 준다.

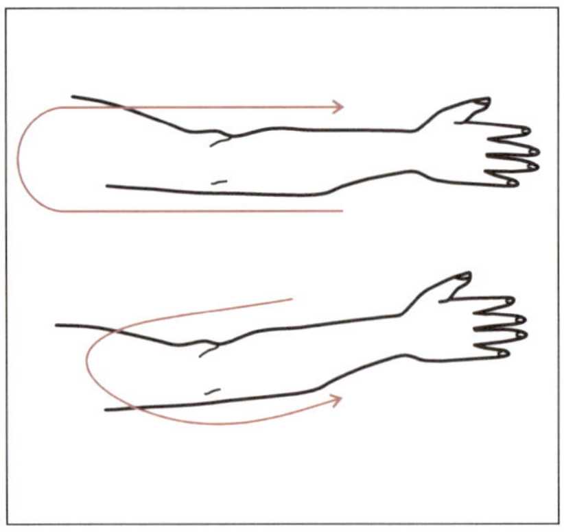

⑳ 팔 전체 쓰다듬기

한손으로 팔목을 잡고 다른 손으로 팔 안 · 밖을 쓰다듬는다.

(2) 마무리 동작

1) 티슈로 닦기

티슈 2장으로 누르듯이 닦아낸다.

2) 온습포 동작

한손으로 손목을 잡고 다른 손을 이용하여 어깨에서부터 눌러준다.

손목을 잡고 팔을 잡아당긴다.

양손 엄지로 중수골 사이사이를 눌러 준다.

3) 팔 전체를 깨끗이 닦는다

4) 바디 전용 로션이나 토너로 마무리 한다

<팔응용 마사지>

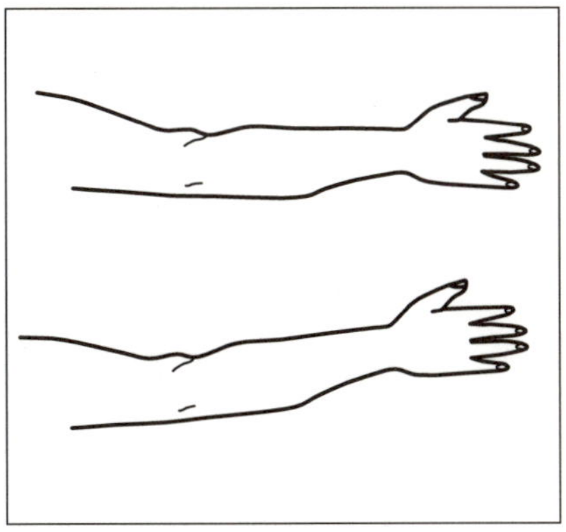

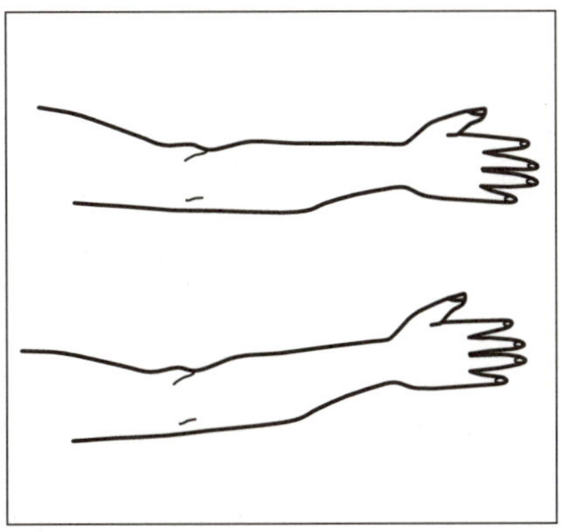

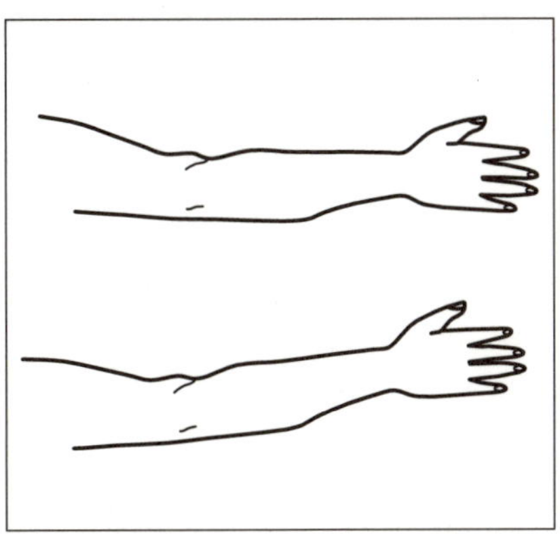

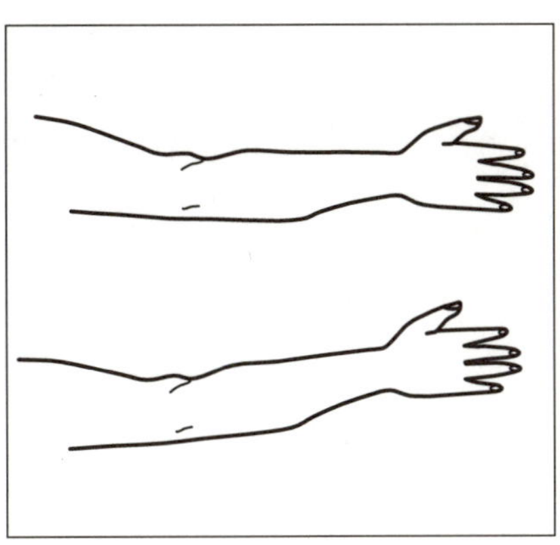

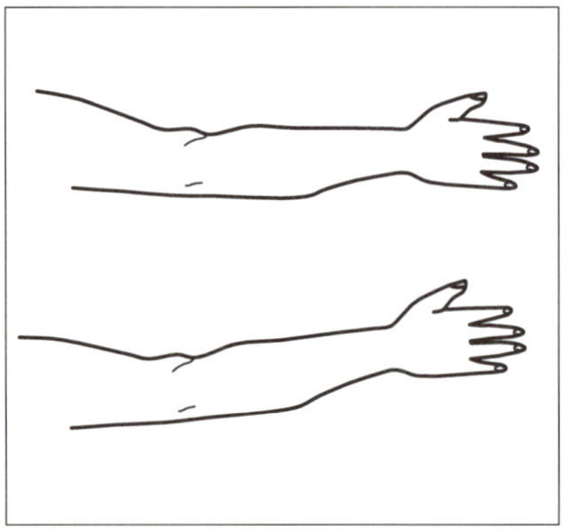

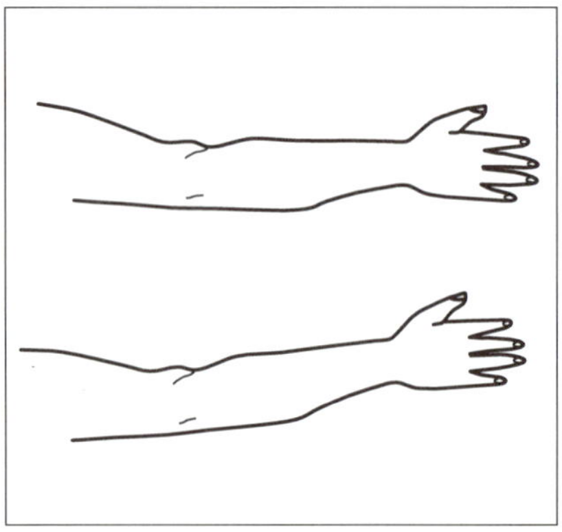

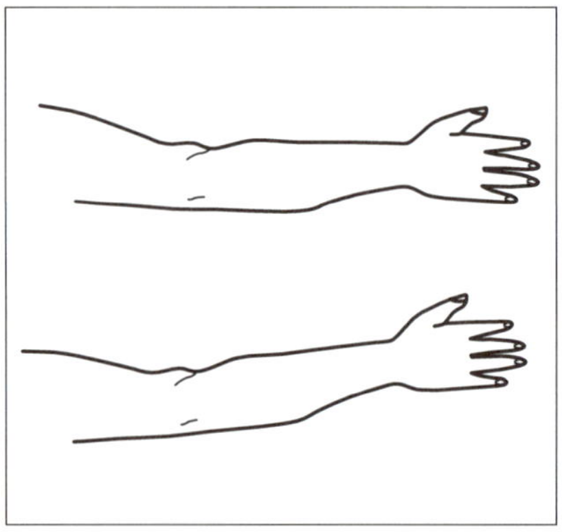

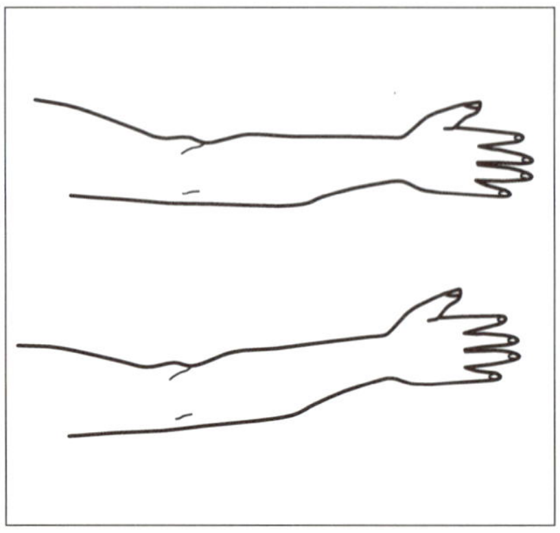

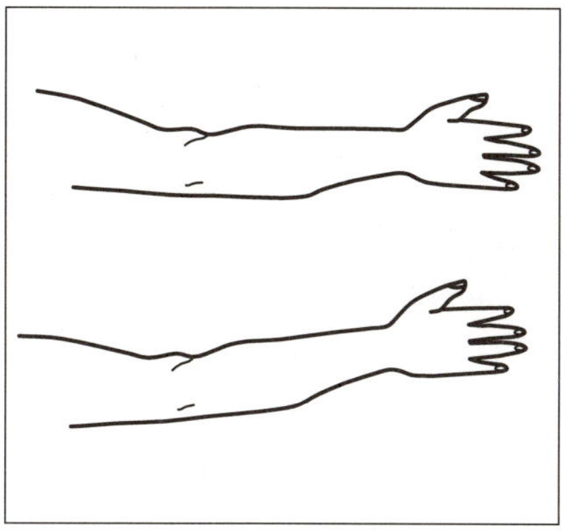

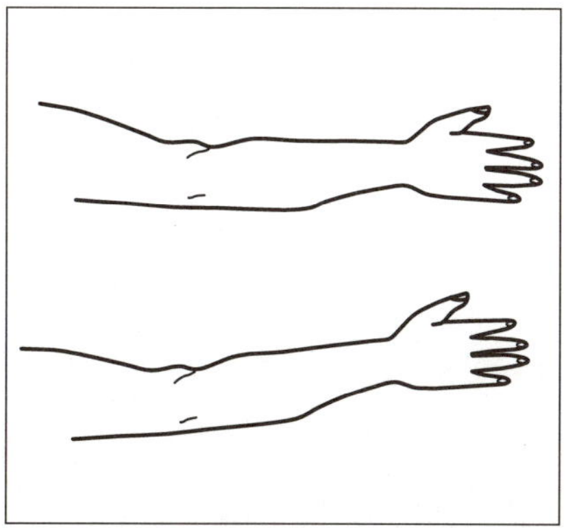

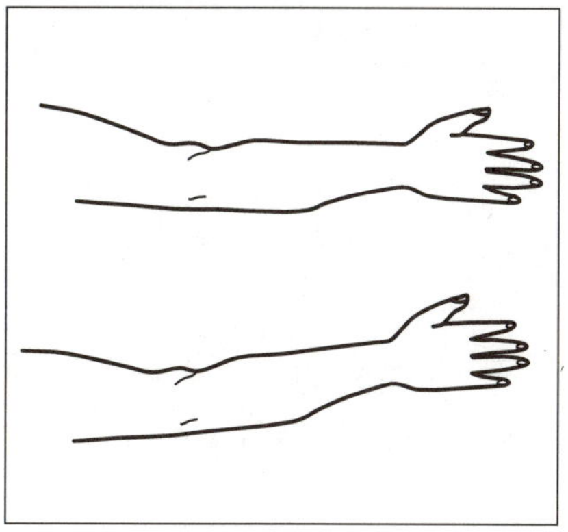

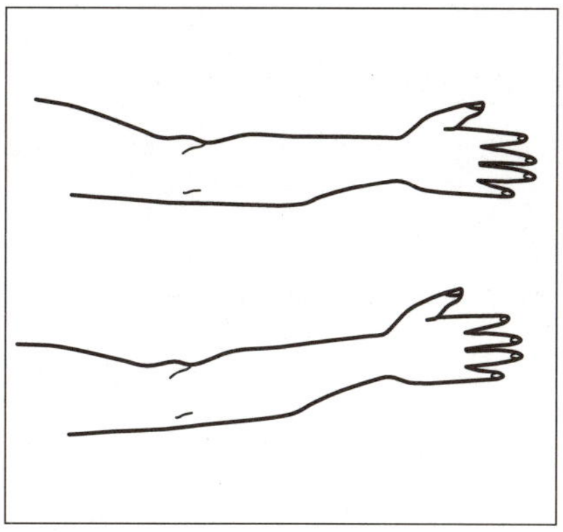

Ⅲ.등의 근육 (Muscles of the back)

1. 등의 근육(배근, muscles of the back)

등 근육(배근)이란 신체의 등쪽에 있는 근육들로서 척추와 상지를 연결하여 상지의 운동에 관여하는 얕은 등근육(천배근), 그리고 척추와 두개골 및 골반을 연결하여 척추의 굴신과 회전운동을 돕는 깊은 등근육(심배근)으로 구분한다.

(1) 얕은 등 근육 (천배근, deep back muscles)

- **등세모근(승모근**, trapezius) : 견갑골의 회전, 내림, 올림, 머리의 회전에 관여한다.
- **넓은 등근(광배근**, latissimus dorsi) : 큰 가슴근(대흉근)과는 길항적으로 상완의 내전과 내측 회전에 관여한다. 팔을 힘차게 내뻗어 휘젓게 하므로 수영선수의 근이라고 한다.
- **작은마름모근(소능형근**, rhomboid minor) : 견갑골을 내상방으로 당긴다.
- **큰마름모근(대능형근**, rhomboid major) : 견갑골을 내상방으로 당긴다.
- **견갑올림근(견갑거근**, levator scapulae) : 견갑골을 위로 당긴다.

(2) 깊은 등근육 (심배근, deep dorsal muscle)

등쪽의 깊은 곳에 위치하는 근육들로서 흉추와 갈비뼈(늑골)에 걸쳐 있으며 호흡운동에 관여하는 후거근, 주로 척추운동을 주도하는 고유 등근육들인 판상근, 척추기립근 및 횡돌극근으로 구분한다.

- **후거근**(serratus posterior muscle) : 흉강의 용적을 조절하여 호흡에 관여한다.
- **관상근**(splenius) : 두경부의 신전에 관여하는 근들로서 위치에 따라 두판상근과 경판상근으로 구분한다.
- **척추세움근(척추기립근**, erector spinae) : 척추기립근은 척추의 극돌기와 횡돌기, 그리고 늑골 사이에 위치하며 심배근 중 길이가 비교적 길기 때문에 장배근이라고 한다. 척추를 중심으로 가장 외측의 장늑근, 중간의 최장근, 가장 내측에 위치한 극근의 3종으로 구성된다. 이들 근육은 척추를 지지하

고 신전 시켜 정상적으로 유지하는데 주동적으로 관여하기 때문에 자세 유지근이라고 한다. 또한 장늑근과 최장근은 늑골에 부착되어 있기 때문에 늑골을 하방으로 당기는 역할을 한다.

- **횡돌극근(transversospinalis)** : 판상근과 척추기립근 밑에 있는 길이가 짧은 근으로서 단배근이라고 부르는데, 척추기립근을 도와주는 작용을 한다.

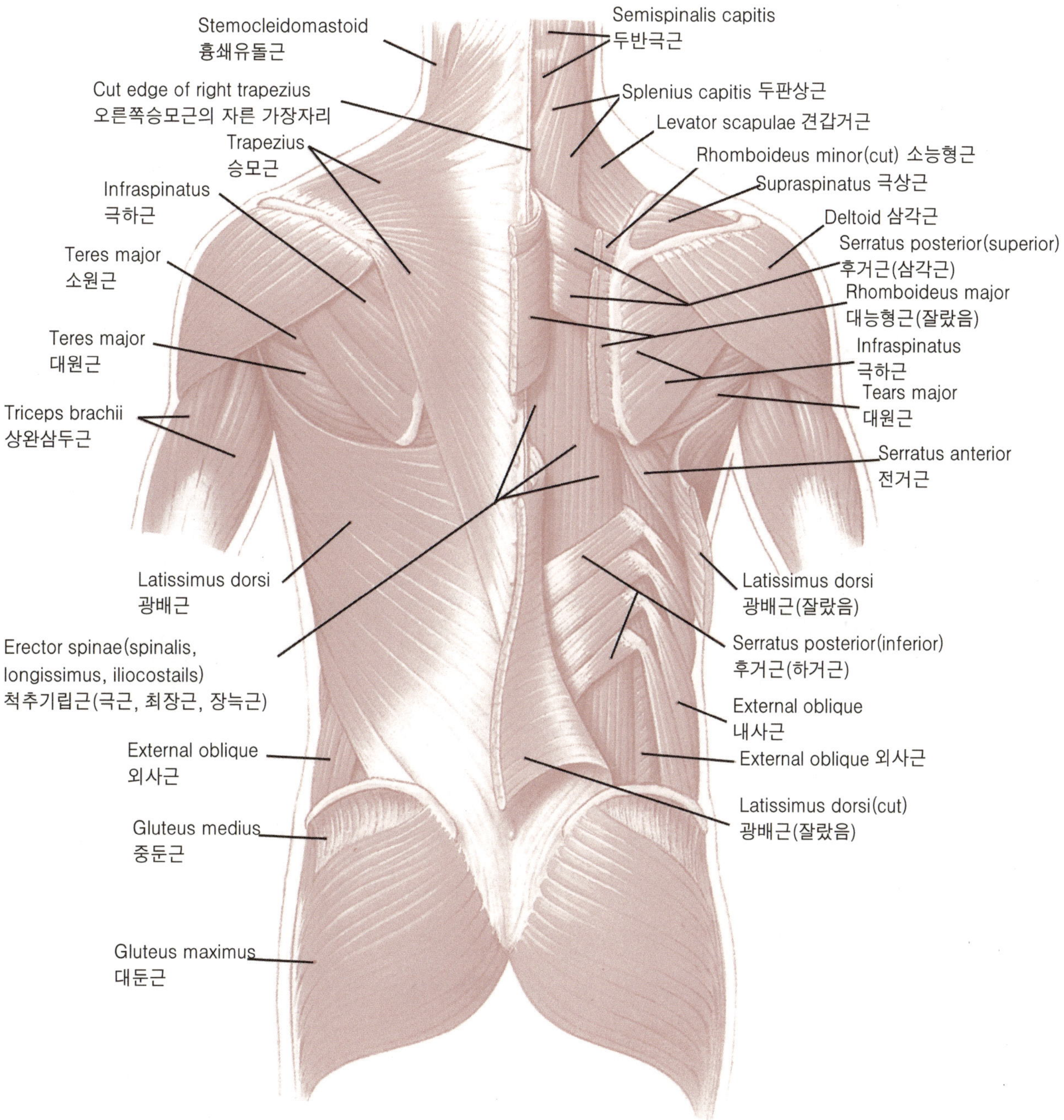

〈그림 28〉 등의 근육

<등을 이루는 근육 색칠하기>

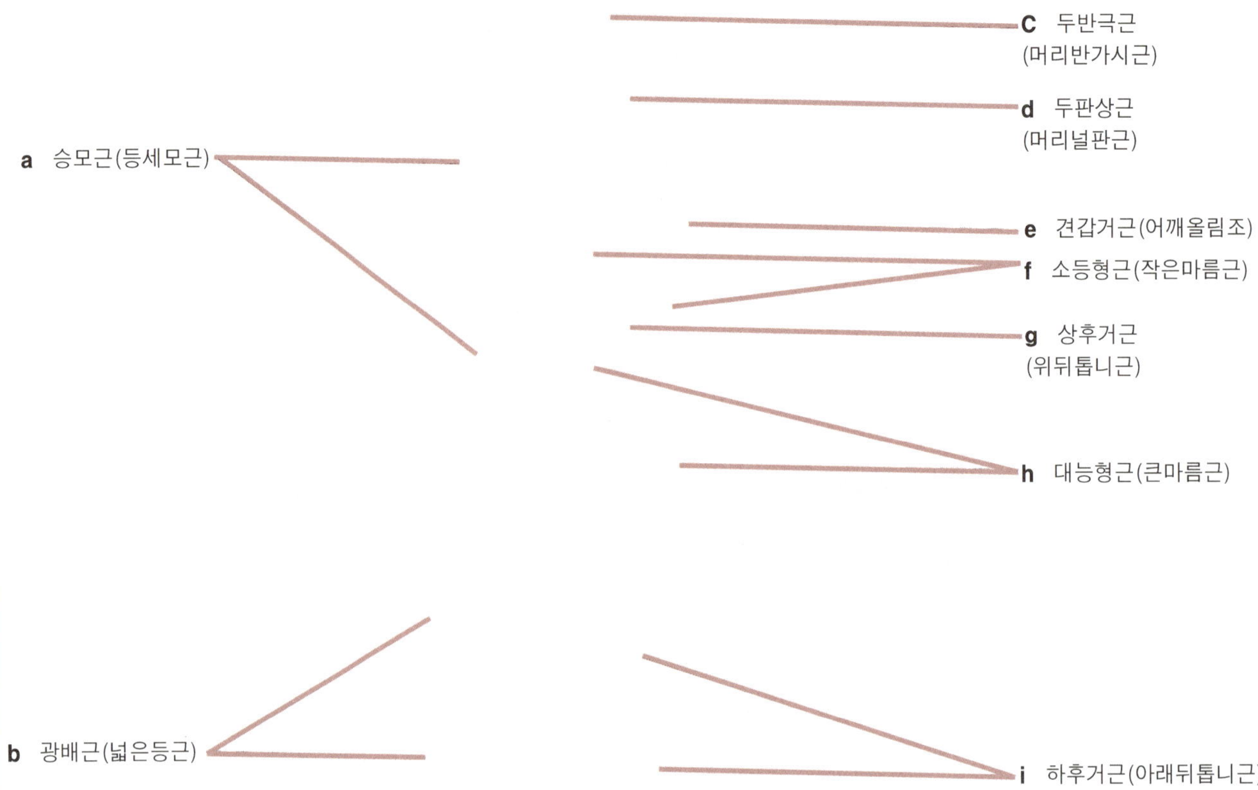

〈그림 29〉 등을 이루는 근육

<등을 이루는 근육 명칭넣기>

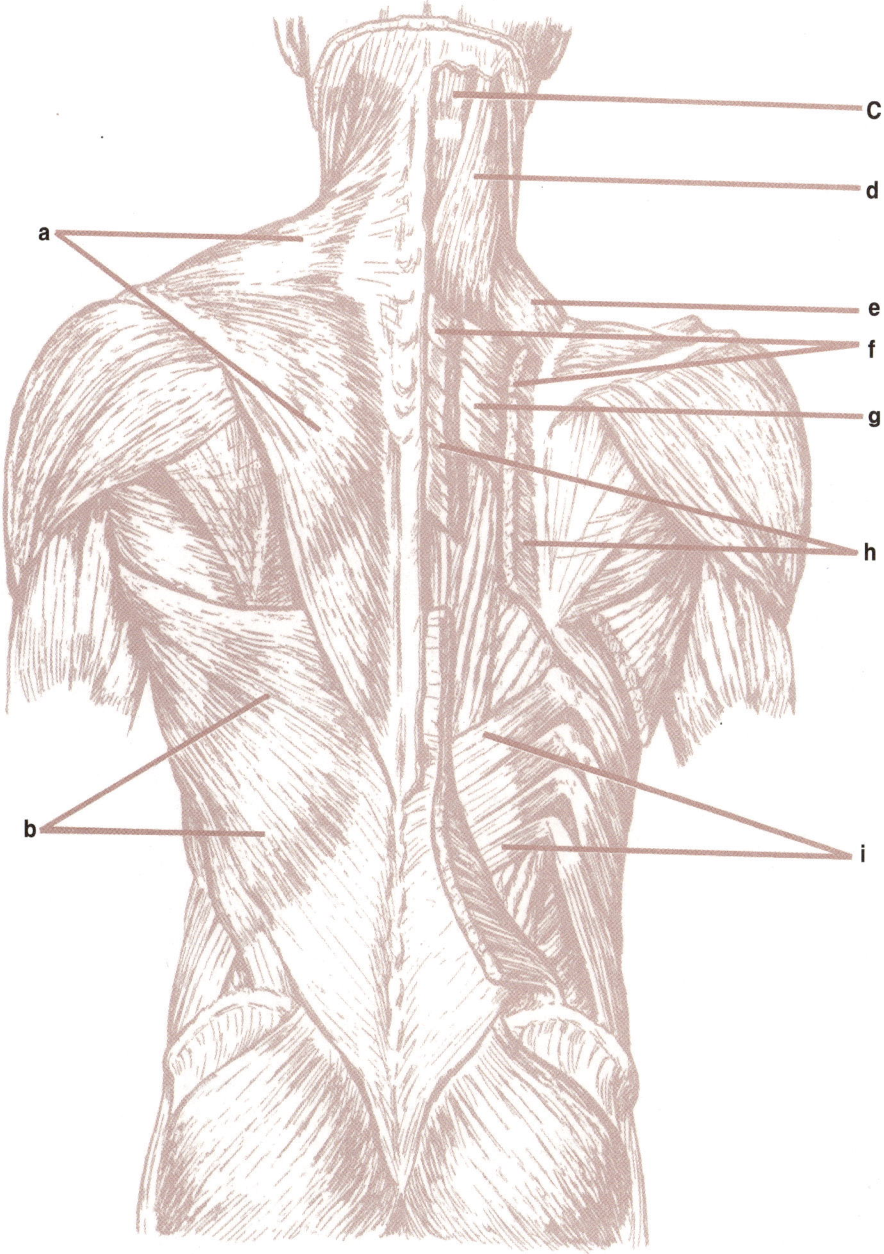

〈그림 30〉 등을 이루는 근육

2. 등 마사지(Back massage)

등 부위는 인체에서 가장 넓은 부위이며, 신경계통이 등 뒤로부터 인체의 모든 영역으로 퍼져나가기 때문에 매우 중요한 부위라 할 수 있다. 우리 몸의 기둥과 같은 역할을 하는 척추가 있어 연결 근육을 풀어주는 것만으로도 스트레스 해소와 피로회복, 장 기능 작용을 도와 줄 수 있다.

(1) 시술 방법

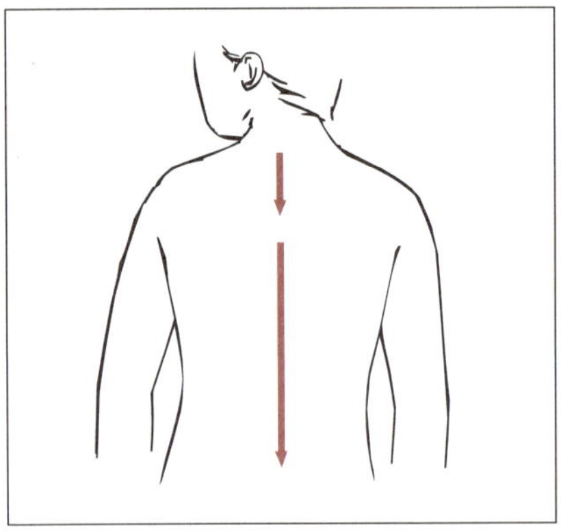

① **오일 도포 1**

척추를 따라 오일을 7-8방울 떨어뜨린 다음 경추에서 천골까지 척추를 따라 양손 교대로 쓰다듬기

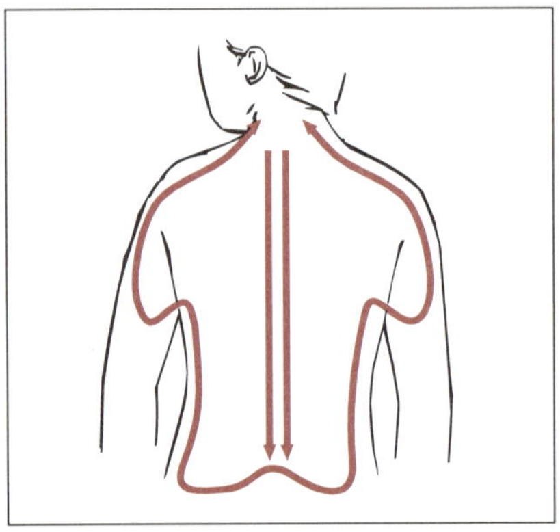

② **오일 도포 2**

경추로부터 요추까지 기립근을 따라 내려간 다음 외측면으로 올라와 상완을 지나 팔꿈치를 감싼 후 경추로 돌아온다.

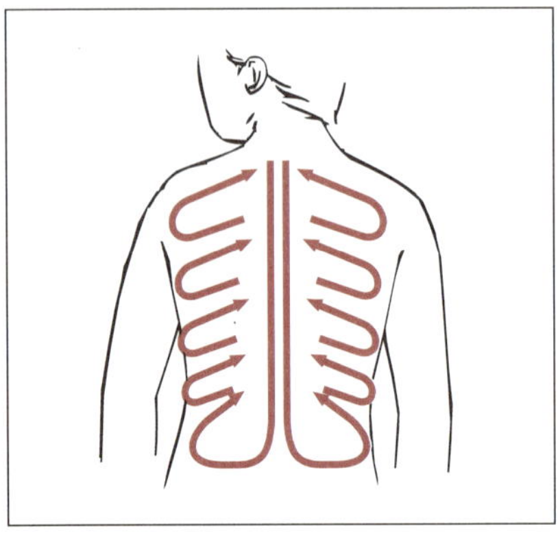

③ **등 웨이브**

경추로부터 기립근을 따라 천골까지 내려간 다음, 대둔근을 감싸면서 측면으로 내려가 압을 주면서 척추로 올라오는 웨이브 동작을 경추까지 실시한다.

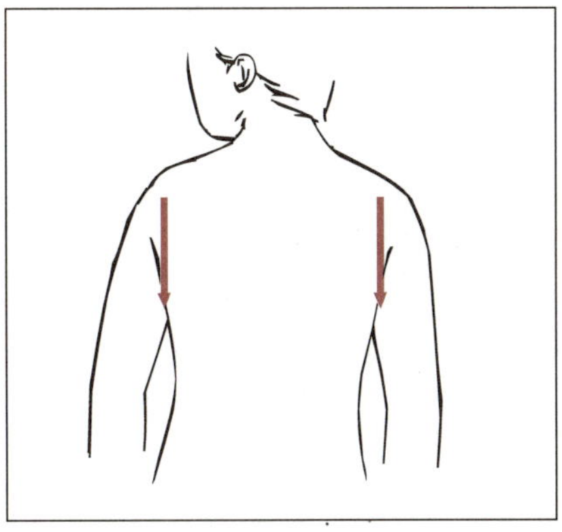

④ **액와 주무르기**

손바닥 전체에 압을 주어 어깨 부분에서 액와 방향으로 주무른다.

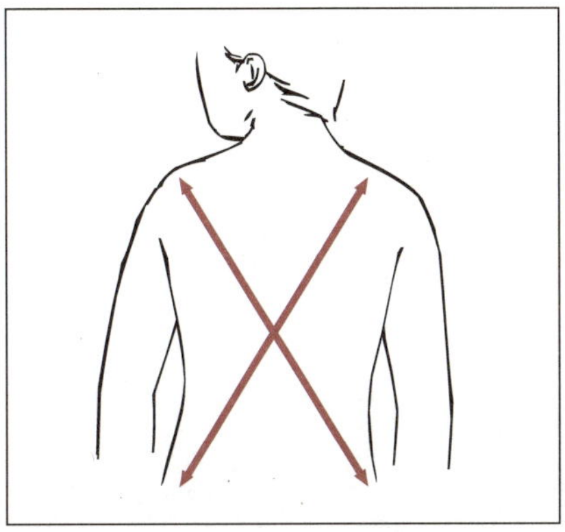

⑤ **양손 교차 스트레칭**

고객의 오른쪽으로 이동한 후 한 손은 어깨 쪽으로, 다른 한 손은 반대편 엉덩이 쪽으로 압을 주어 스트레칭 시켜준다.

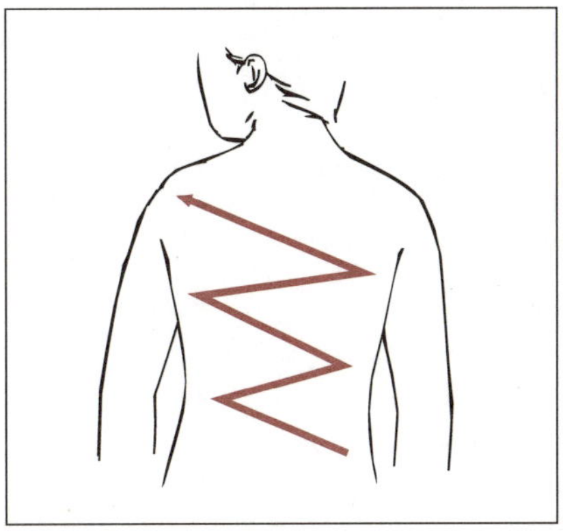

⑥ **전완 지그재그 문지르기**

전완을 이용하여 천골에서 경추 방향으로 지그재그로 압을 주며 올라간다.

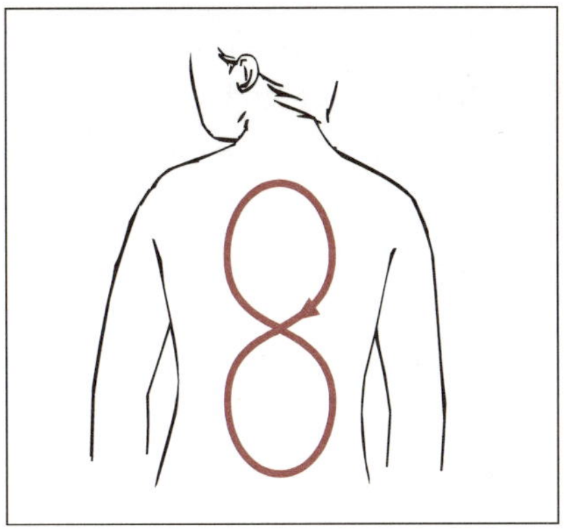

⑦ **전완 8자 문지르기**

왼쪽 전완을 이용하여 고객의 오른쪽 대둔근을 위로 올려준 후 양 팔꿈치를 벌려 8자로 문지른다.

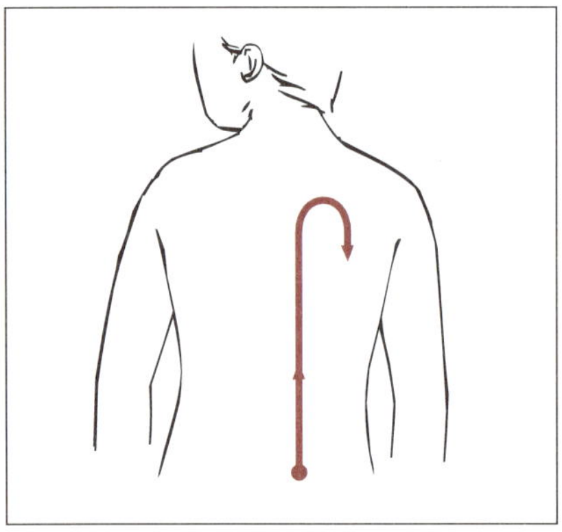

⑧ **등부 드레나쥐**

척추를 중심으로 오른쪽 면을 왼쪽 팔꿈치로 좌골신경을 눌러준 다음 전완을 이용하여 요추 부위를 3회 정도 위(경추쪽)로 문지른 후 견갑골을 액와로 내려온다.

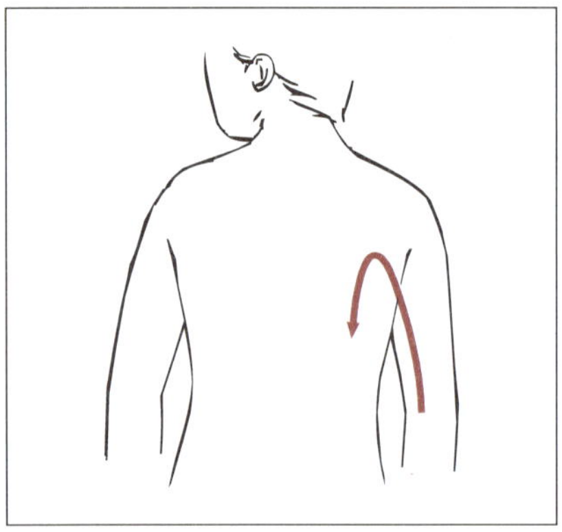

⑨ **상완 드레나쥐**

다시 전완을 이용해서 팔꿈치부터 견갑골까지 올라오고 다시 액와로 내려간다.

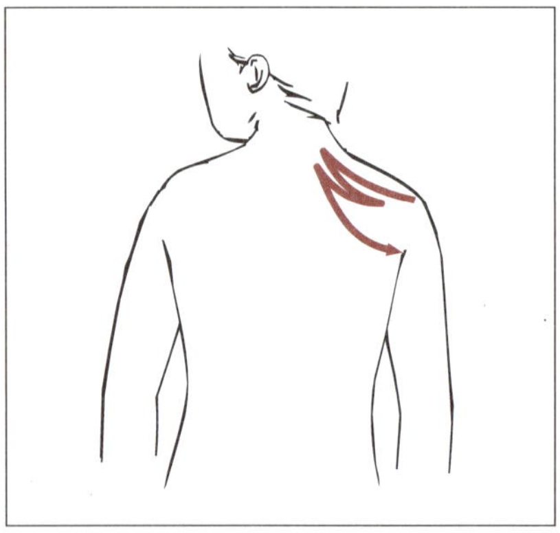

⑩ **승모근 문지르기**

액와에서 견갑골 위를 지나 어깨 승모근 부위를 팔꿈치로 4회 정도 문지르고, 견갑골 내측면을 따라서 5회 정도 문지른 다음 액와로 내려간다.

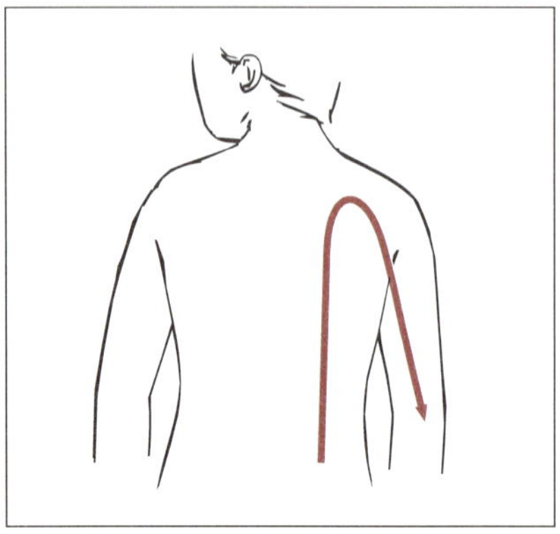

⑪ **전체 쓰다듬기**

수장을 이용하여 마사지한 면 전체를 쓰다듬어 견갑골을 지나 팔 뒤꿈치까지 내려준다.

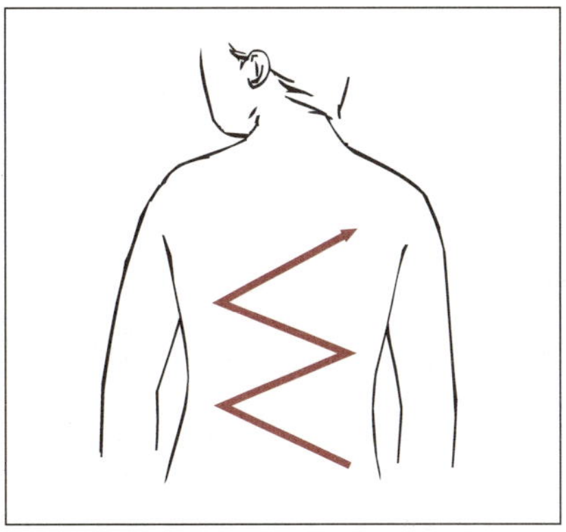

⑫ 전완 지그재그 문지르기

전완을 이용하여 천골에서 경추 방향으로 지그재그로 압을 주며 올라간다.

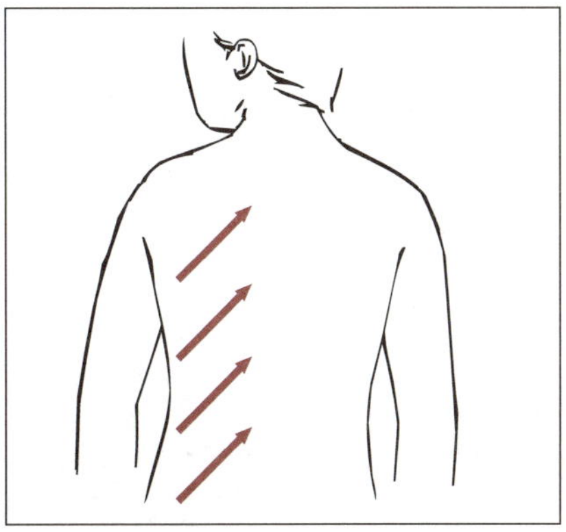

⑬ 측면 쓸어올리기

척추를 중심으로 왼쪽 면에 양손을 교차로 장골능에서부터 승모근까지 허리 측면을 척추 쪽으로 쓸어 올려준다.

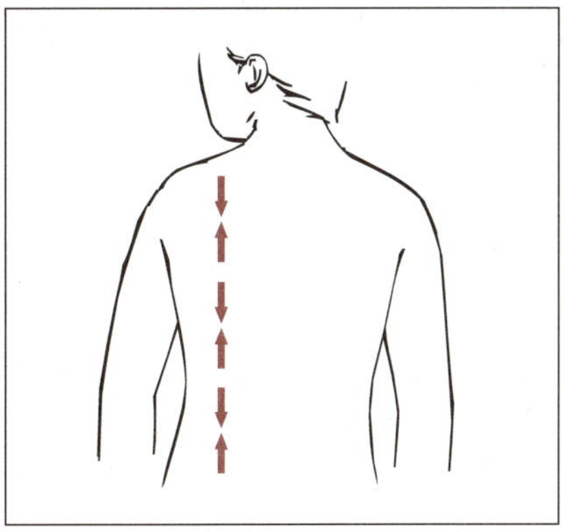

⑭ 등 아코디언 집어올리기

양손 네 손가락을 이용하여 근육을 집어올리듯이 모아 올려준다.

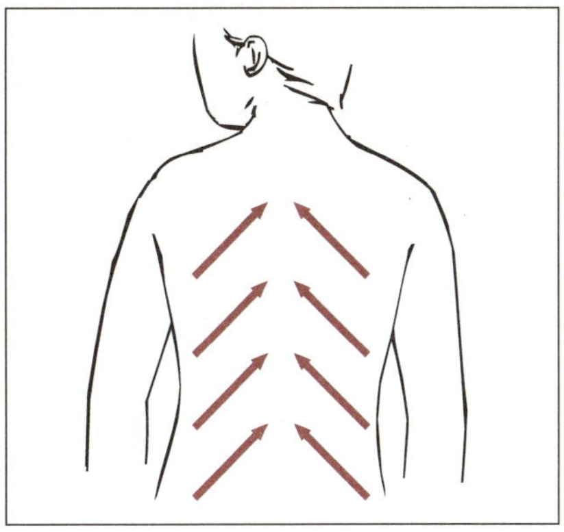

⑮ 엇갈려 측면 끌어올리기

양 측면에 한 손씩 놓고 동시에 끌어올린다.

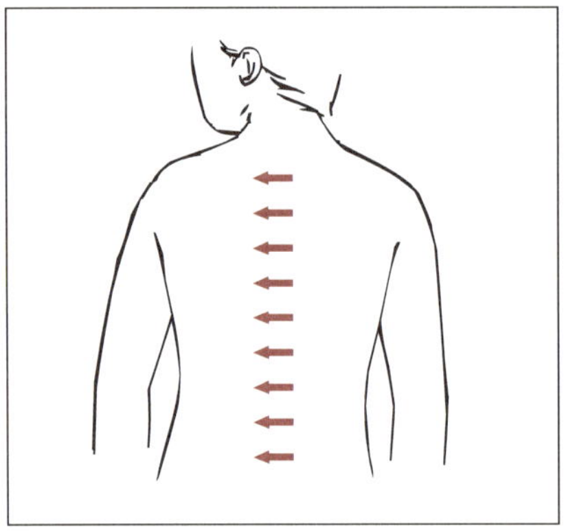

⑯ **견갑골 쓰다듬기**

척추에서 견갑골 방향으로 모지를 이용해서 밀어준다.

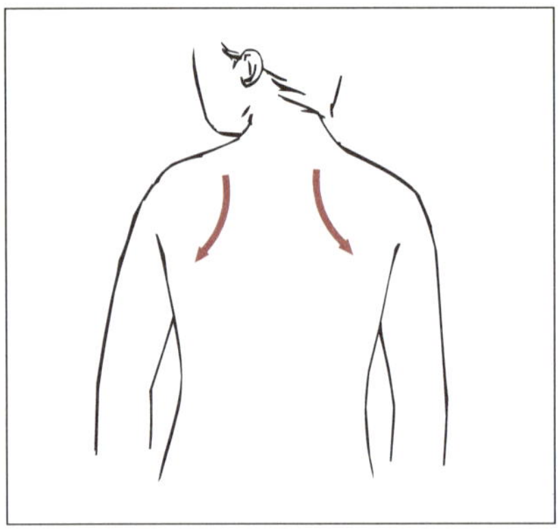

⑰ **견갑골 문지르기**

모지를 이용해서 견갑골 내측면을 따라 위에서 아래 방향으로 문지른다.

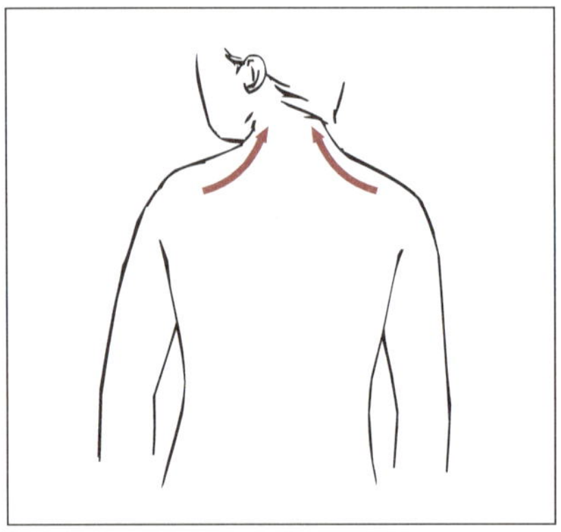

⑱ **승모근, 뒷목 문지르기**

양손을 주먹 쥐고 승모근 부위에서 경추까지를 문지른다.

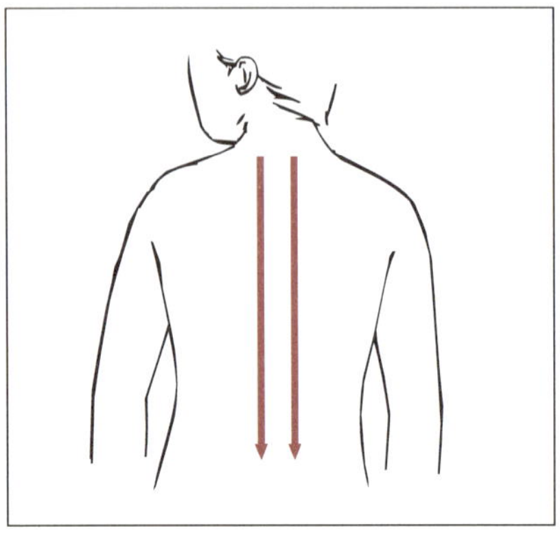

⑲ **척추따라 압주며 문지르기**

양손을 주먹 쥐고 경추 측면에서 출발하여 요추 측면까지 압을 주며 내려온다.

⑳ 고객의 왼쪽으로 이동하여 7번에서 20번까지를 반복 실시한다.

㉑ 2번 동작을 2회 반복하여 마무리한다.

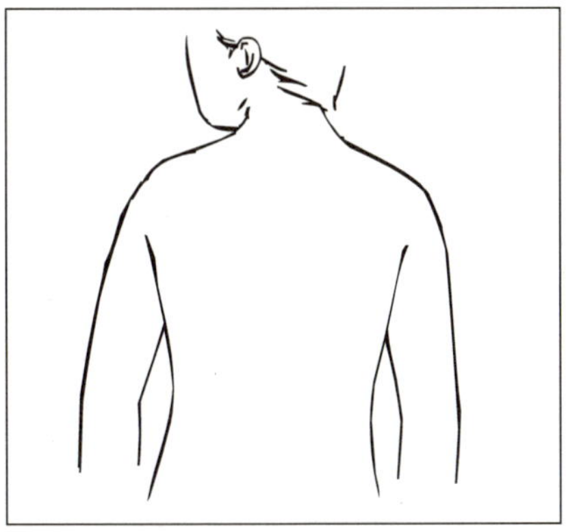

<등 응용 마사지>

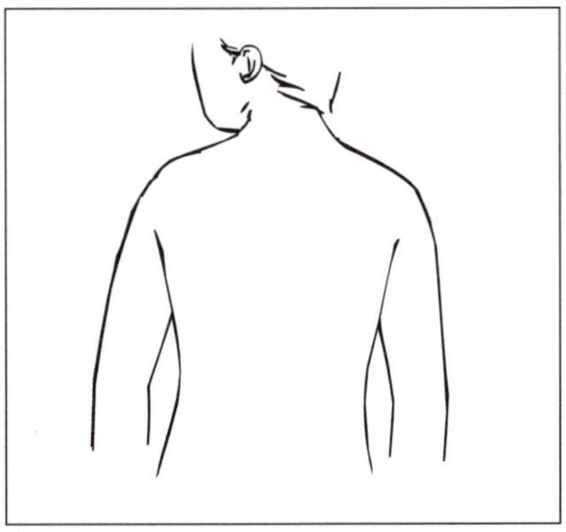

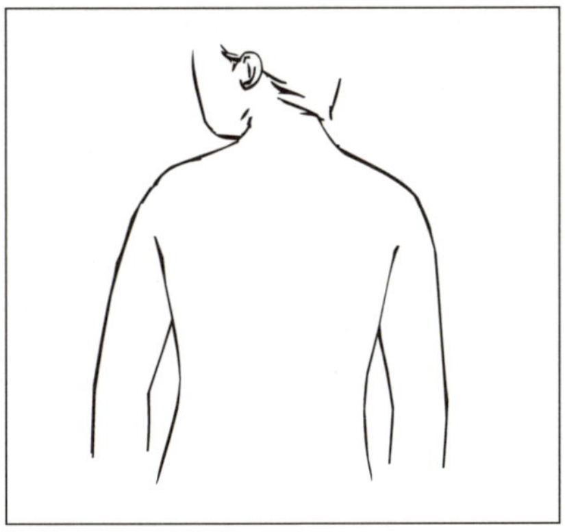

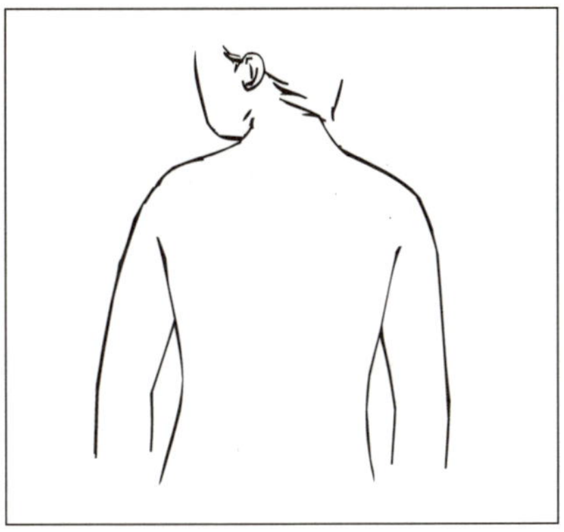

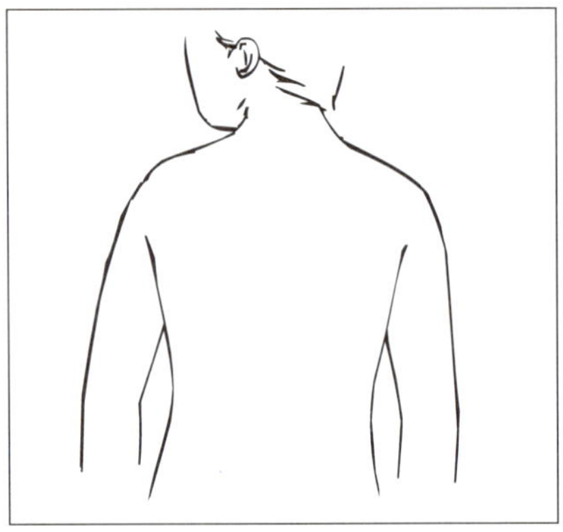

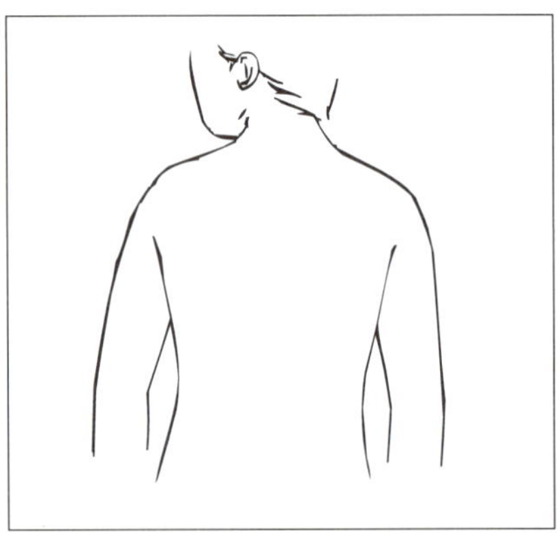

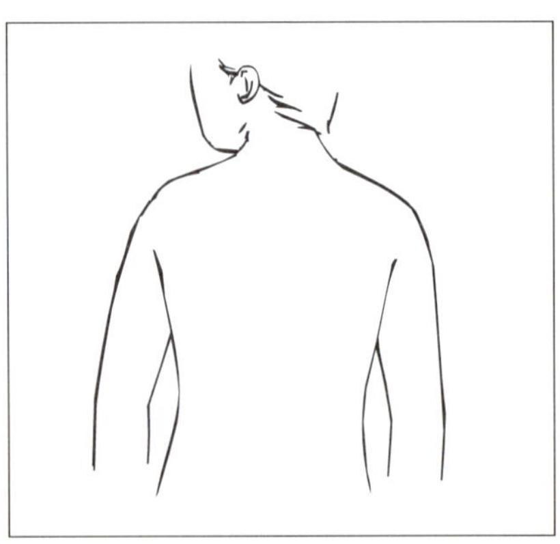

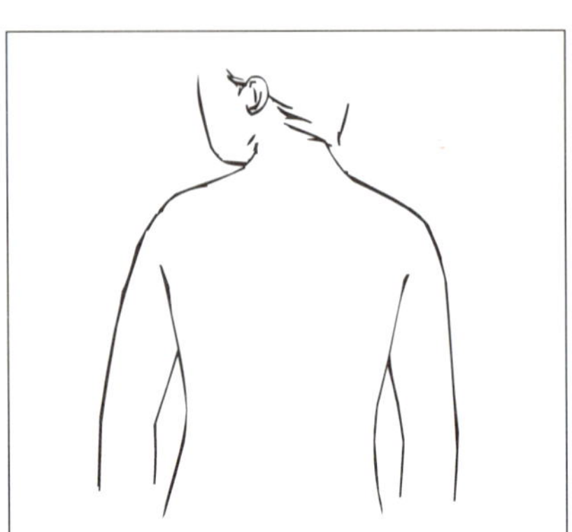

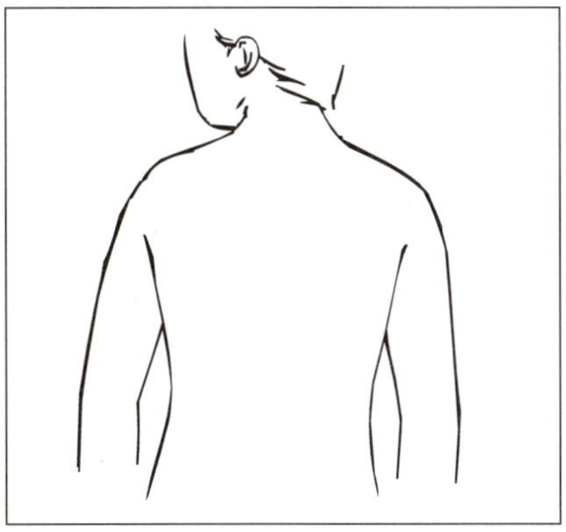

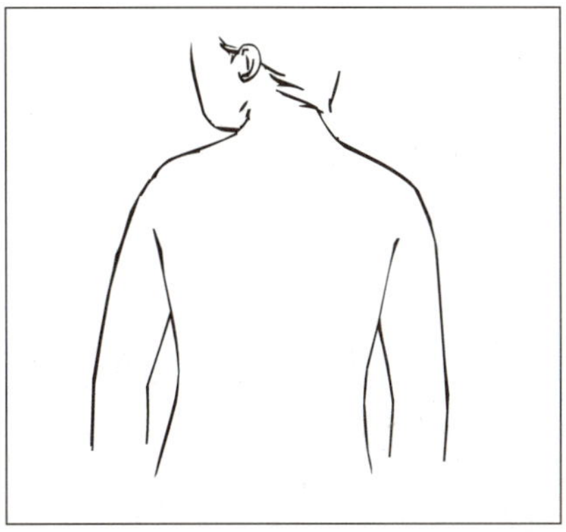

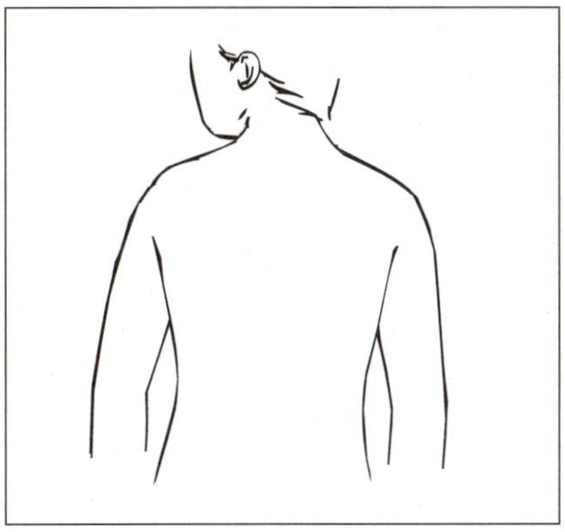

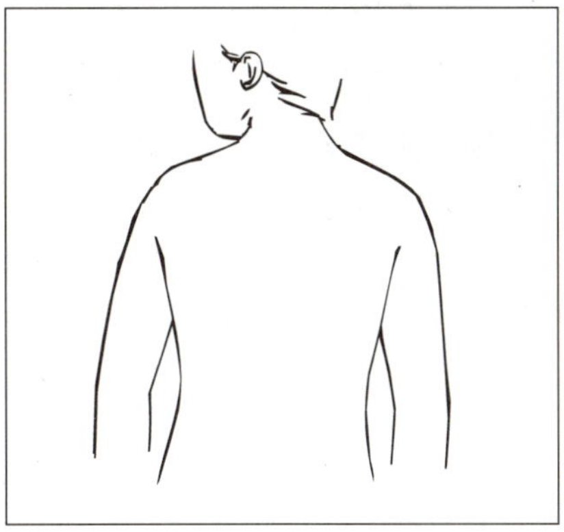

Ⅳ. 다리의 근육 (muscles of the leg)

1. 다리의 근육(하지의 근, muscles of the lower limb)

다리 근육(하지근)은 몸무게를 유지하고 지상에서 활동하기에 적합하도록 엉덩이, 넓적다리, 종아리, 발에 위치하는 강한 근들이다.

(1) 엉덩이의 근육(둔부의 근)

- 큰둔부근(대둔근, gluteus maximus) : 대퇴의 신전과 외측 회전에 관여한다.
- 중간 둔부근(중둔근, gluteus medius) : 대퇴의 외전과 내측 회전에 관여한다.
- 넙다리근막긴장근(대퇴근막장근, tensor fasciae latae) : 대퇴의 굴곡과 외전에 관여한다.

(2) 안쪽 넙다리 근육(내측 대퇴근)

- 치골경골근(박근, gracilis) : 대퇴의 내전에 관여한다.
- 긴내향근(장내전근, adductor longus) : 대퇴의 내전, 굴곡 및 내측 회전에 관여한다.
- 큰내향근(대내전근, adductor magnus) : 대퇴의 내전, 굴곡 및 내측 회전에 관여한다.

(3) 안쪽 대퇴근육(내측 대퇴근)

- 대퇴비스듬근(봉곤근, sartorius) : 대퇴 및 하퇴의 굴곡, 대퇴의 외측 회전에 관여한다.
- 대퇴네갈래근(대퇴사두근, quadriceps femoris)
- 대퇴곧은근(대퇴직근, rectus femoris) : 하퇴의 신전과 대퇴의 굴곡에 관여한다.
- 외측넓은근(외측광근, vastus lateralis) : 하퇴의 신전에 관여한다.
- 내측넓은근(내측관근, vestus medialis) : 하퇴의 신전에 관여한다.
- 중간넓은근(중간광근, vastus intermedius) : 하퇴의 신전에 관여한다.

(4) 뒤 넙다리(후 대퇴근)

- 반힘줄모양근(반건양근, semitendinous) : 고관절의 신전과 대퇴의 내전에 관여한다.
- 대퇴두갈래근(대퇴이두근, biceps femoris) : 고관절의 신전, 슬관전의 굴곡 및 하퇴

의 외측 회전에 관여한다.

- **반막모양근**(semimembranosus) : 슬관전의 굴곡과 하퇴의 내측에 관여한다.

(5) 종아리 근육 (하퇴근)

- **긴발가락펴짐근**(장지신근, extensor digitorum longus) : 제2~5지의 신전, 발의 배굴과 외번에 관여한다.
- **경골근**(전경골근, tibialis anterior) : 발의 배굴과 내번에 작용한다.
- **긴비골근**(장비골근, peroneus longus) : 발의 외번과 족척 굴곡에 작용한다.
- **장딴지근**(비곡근, gastrocnemius) : 종아리를 형성하는 강대한 근으로 가자미근과 합쳐져 강인한 아킬레스건이 되어 종골 융기에 정지한다. 발의 족척굴과 슬관절의 굴곡에 작용한다.
- **가자미근**(soleus) : 발의 족칠근과 슬관절의 굴곡에 작용한다.

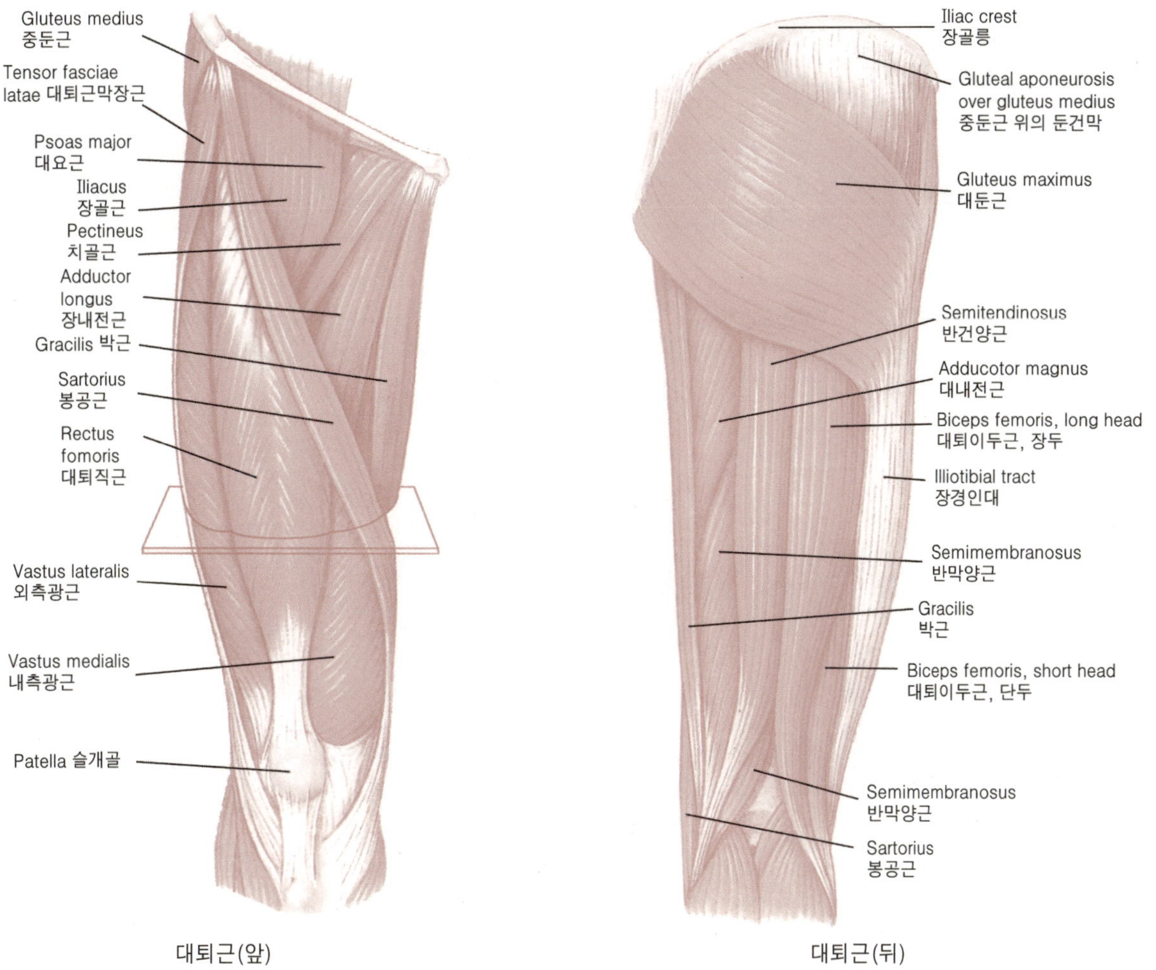

<그림 31> 대퇴근

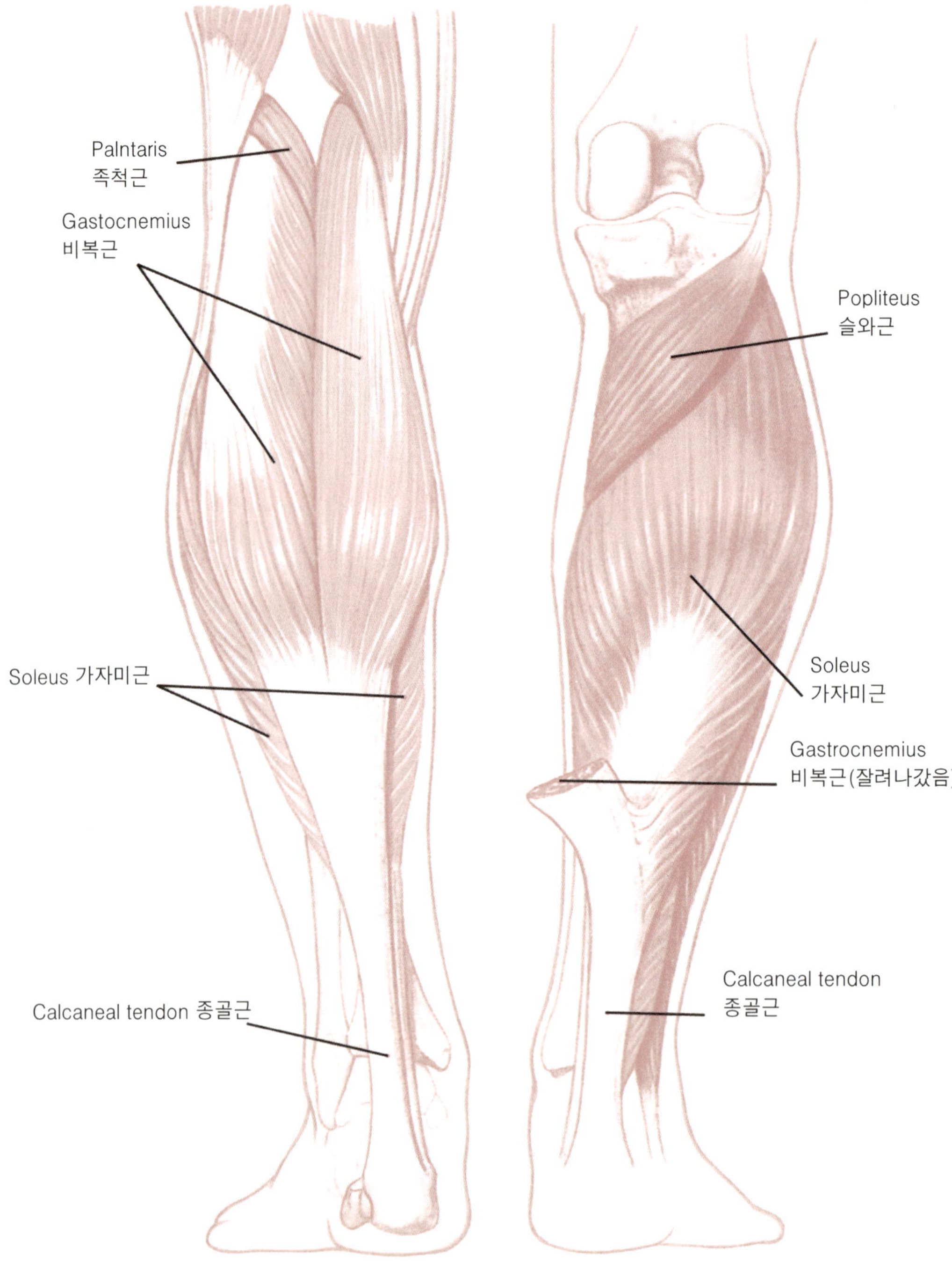

<그림 32> 발과 발가락을 움직이는 천근(뒷면)

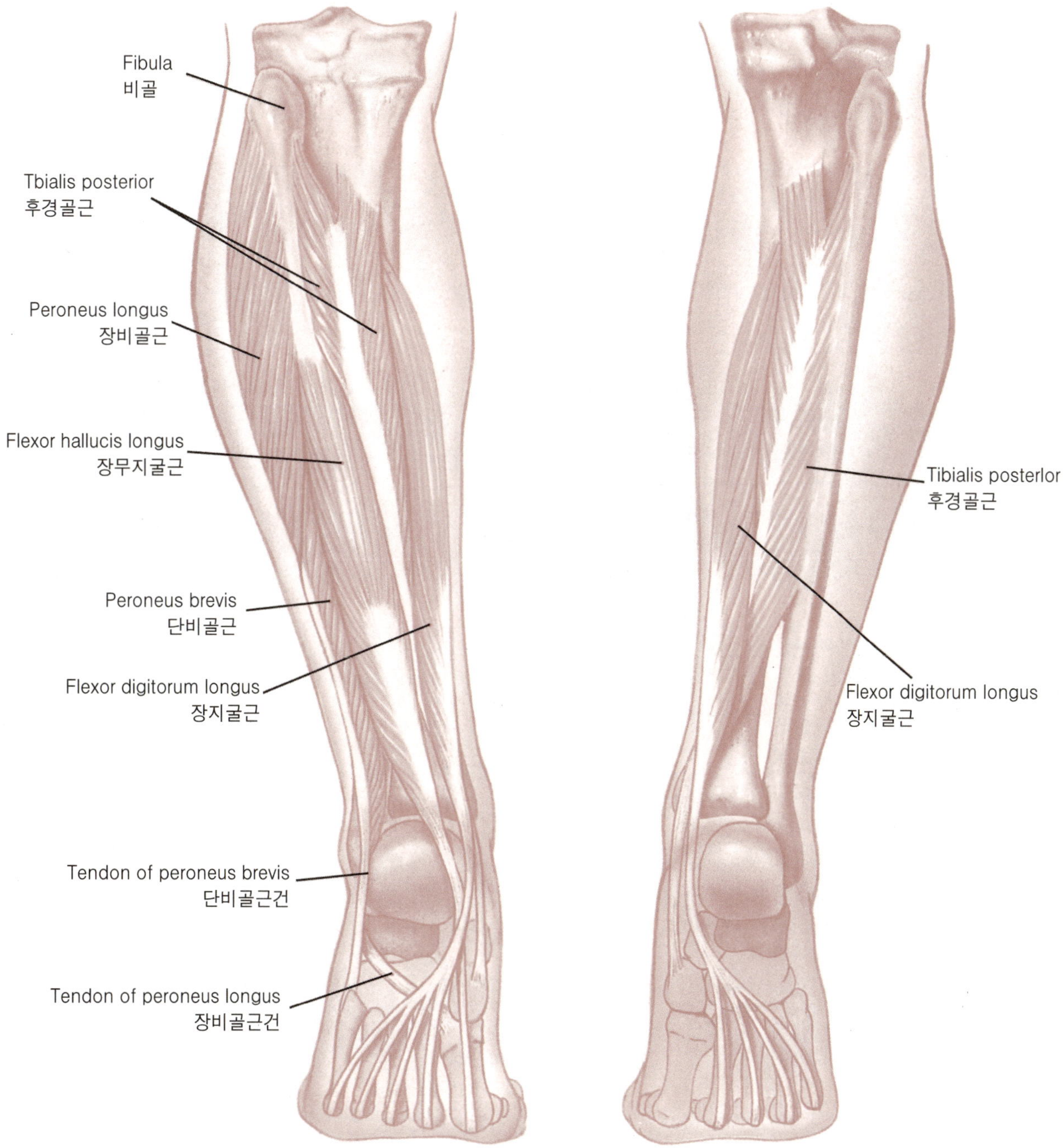

〈그림 33〉 발과 발가락을 움직이는 천근(뒷면)

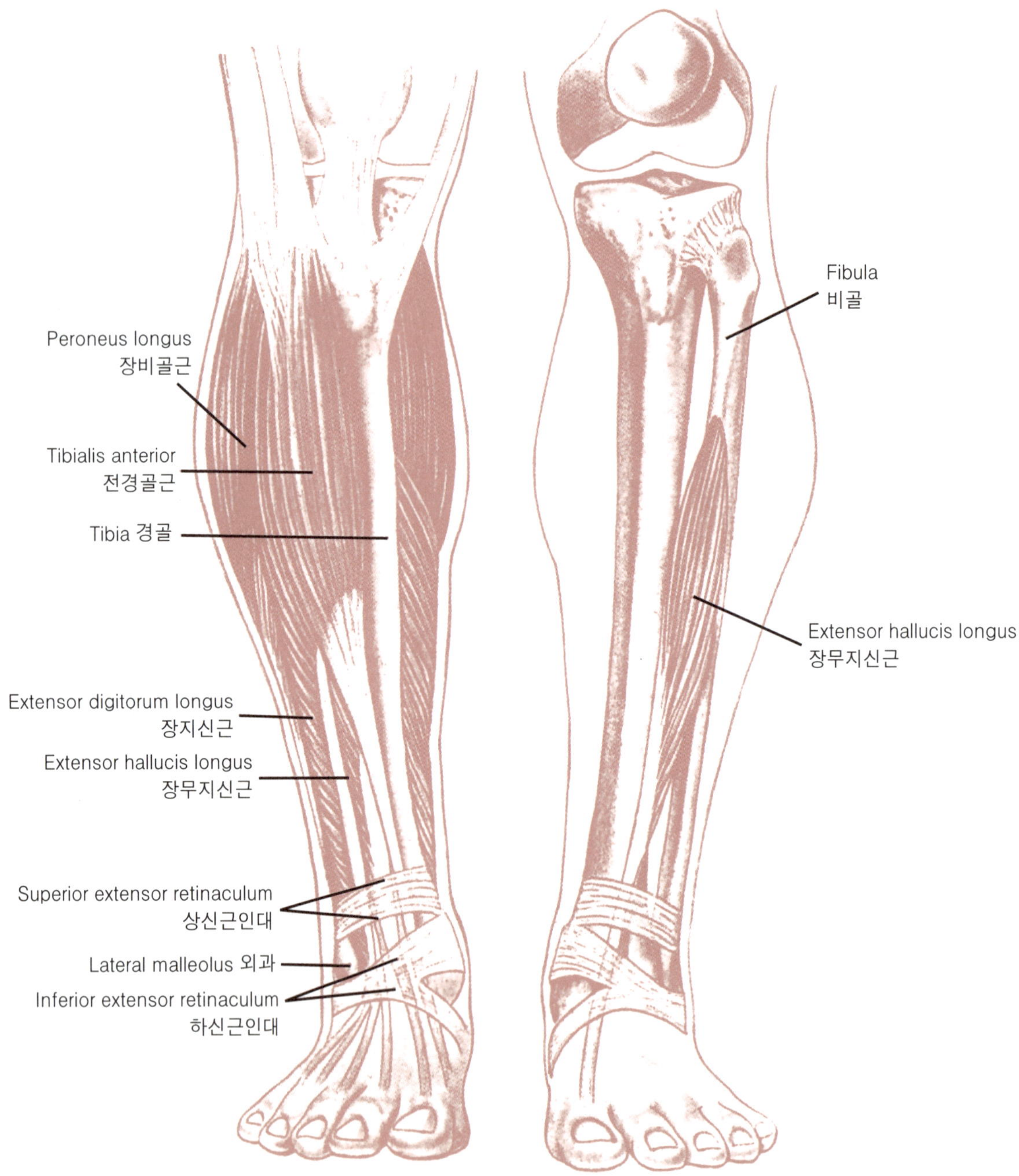

<그림 34> 발과 발가락을 움직이는 심근(안쪽)

<대퇴근 명칭넣고 색칠하기>

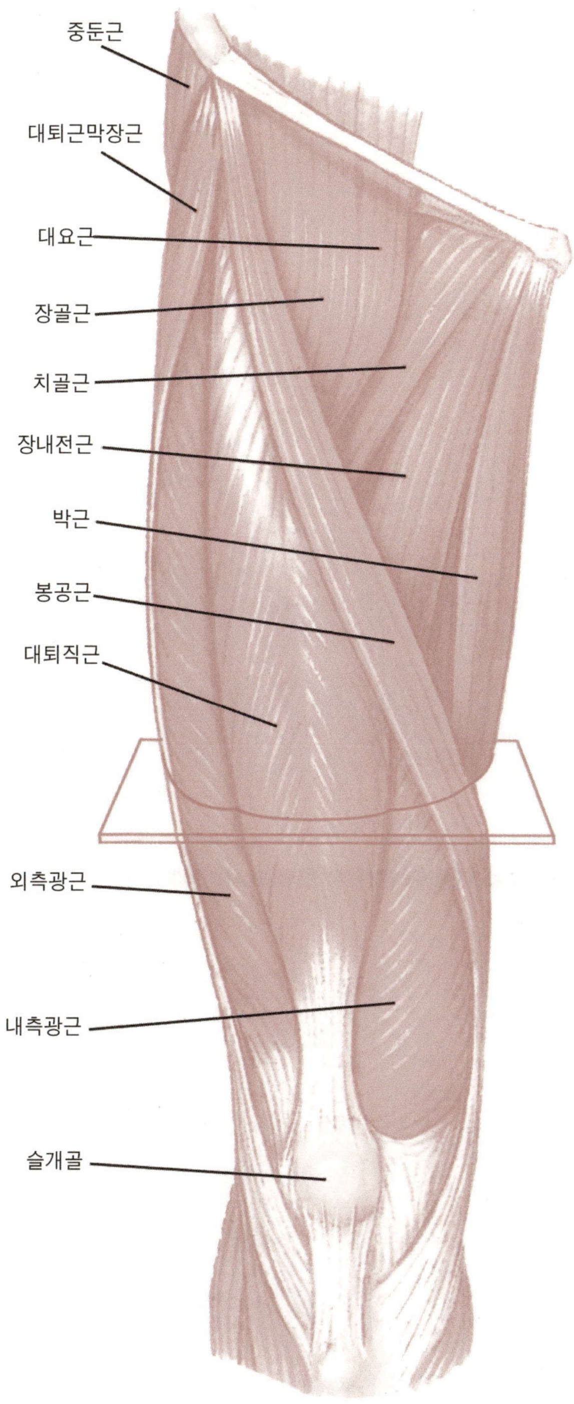

〈그림 35〉 대퇴근

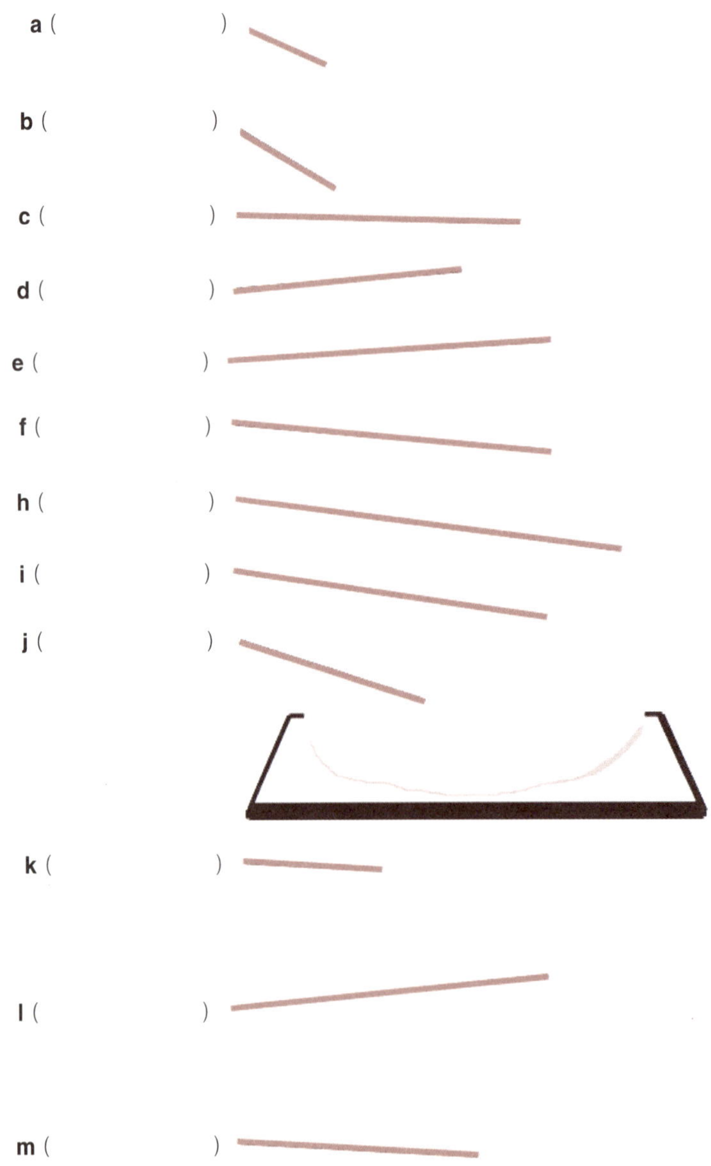

〈그림 36〉 대퇴근

<대퇴부의 근육 명칭넣고 색칠하기>

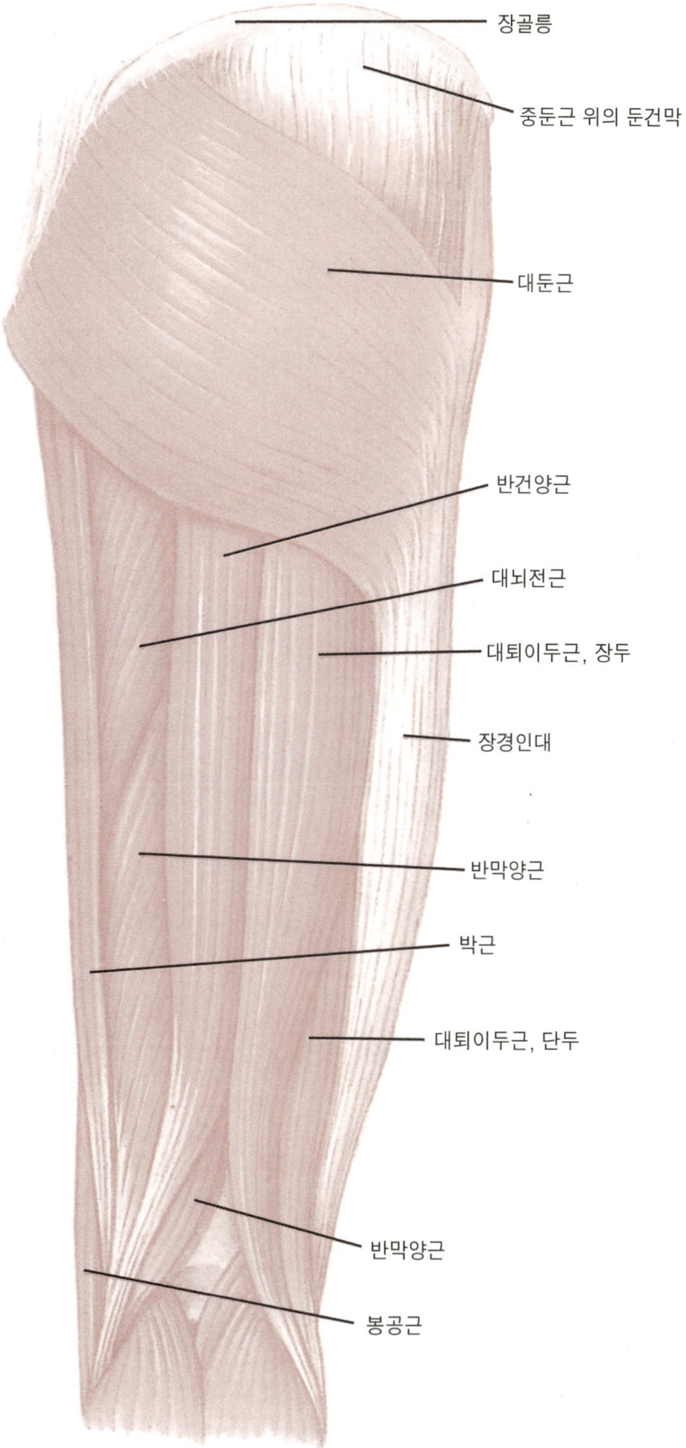

〈그림 37〉 대퇴부

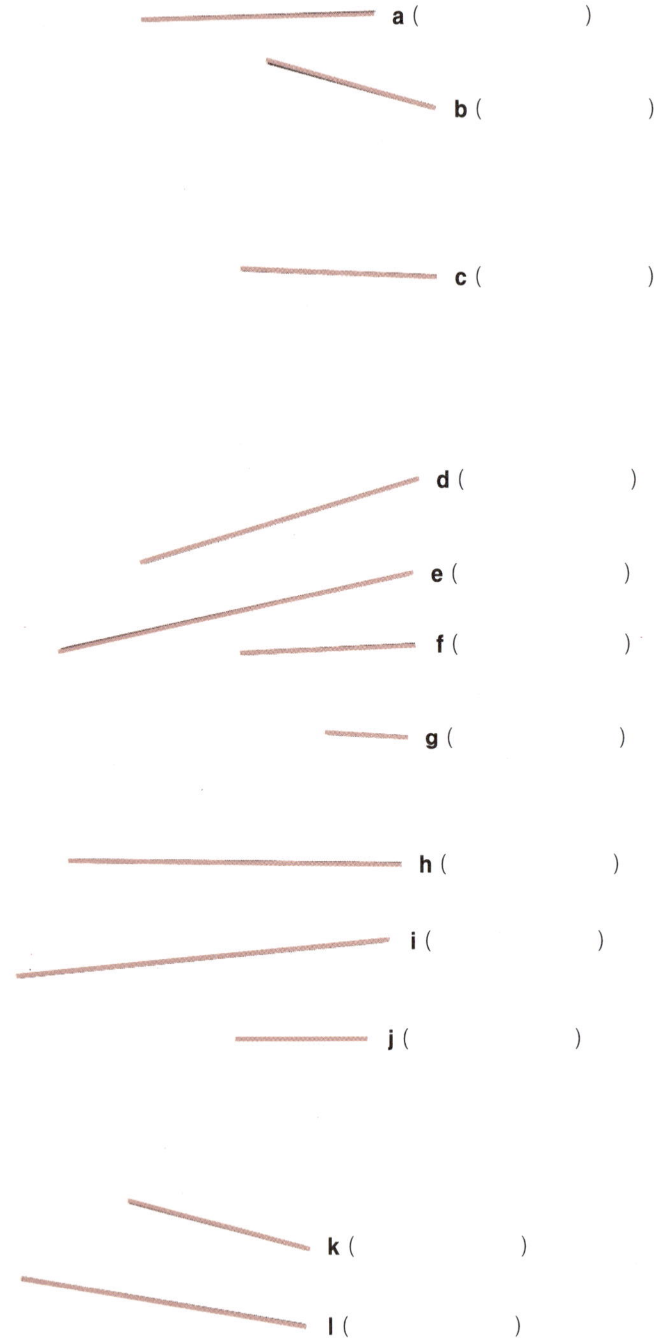

〈그림 38〉 대퇴부

<발과 발가락을 움직이는 명칭넣고 천근(뒷면) 색칠하기>

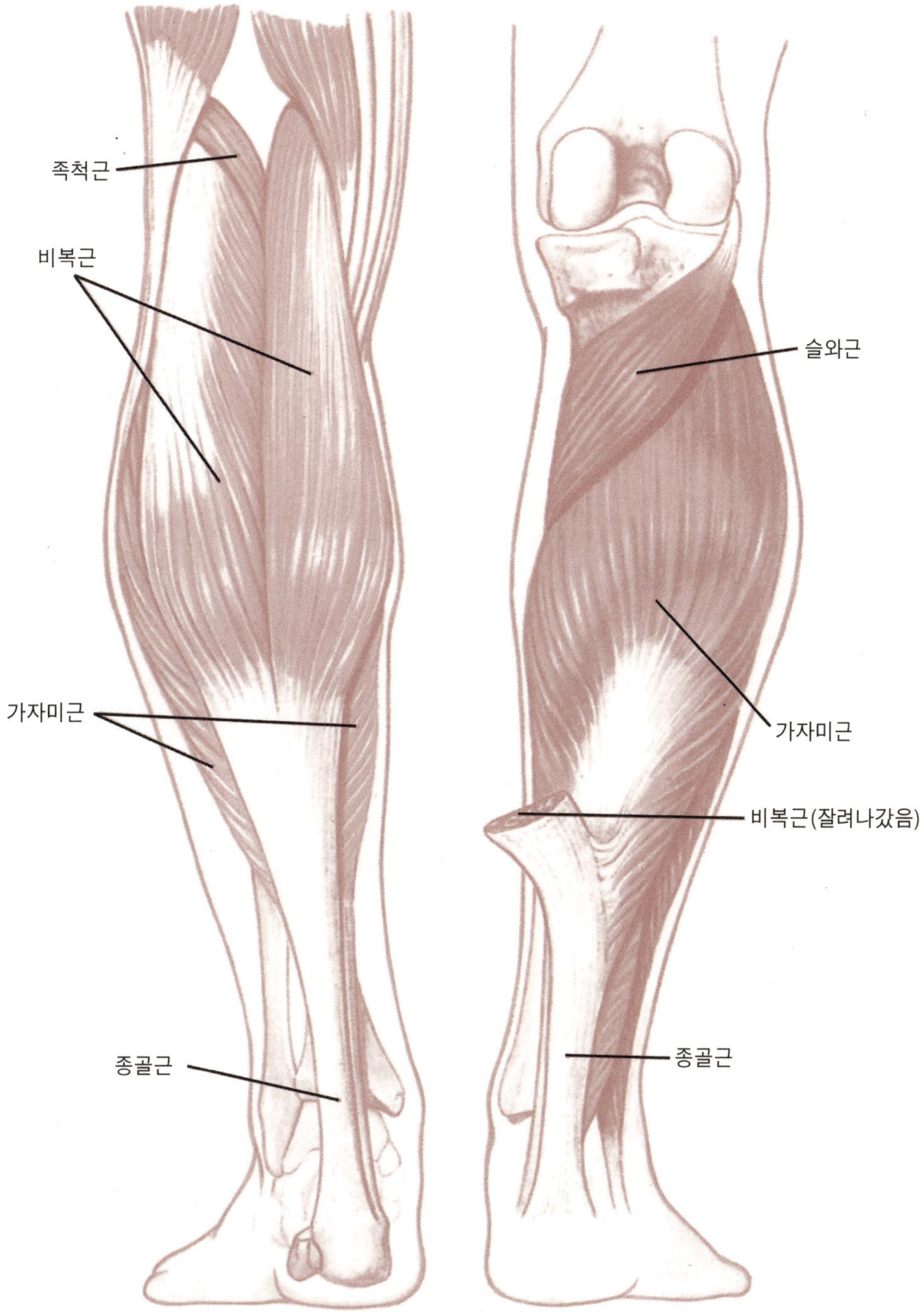

〈그림 39〉 천근

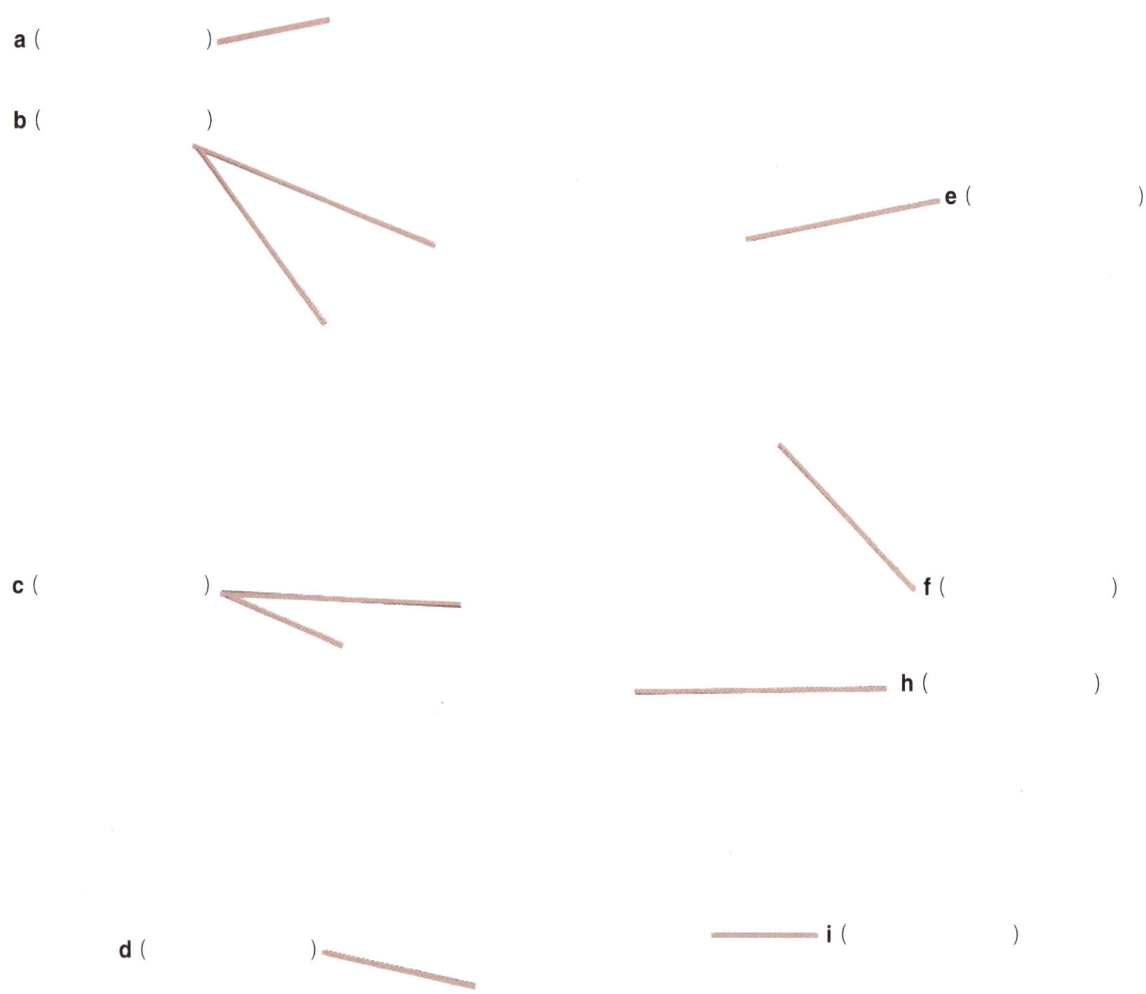

<그림 40> 천근

<발과 발가락을 움직이는 천근(뒷면) 명칭넣고 색칠하기>

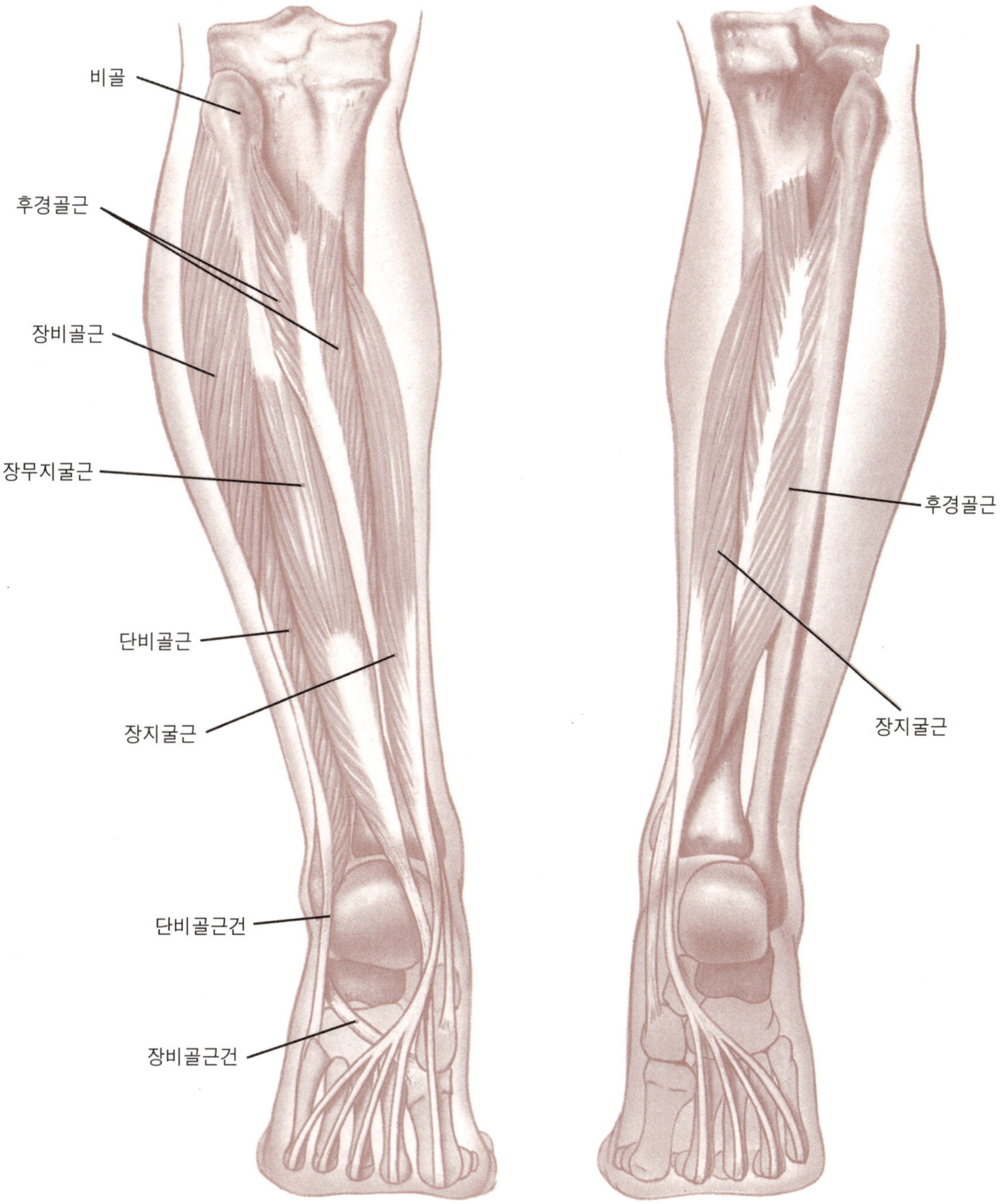

<그림 41> 천근(뒷면)

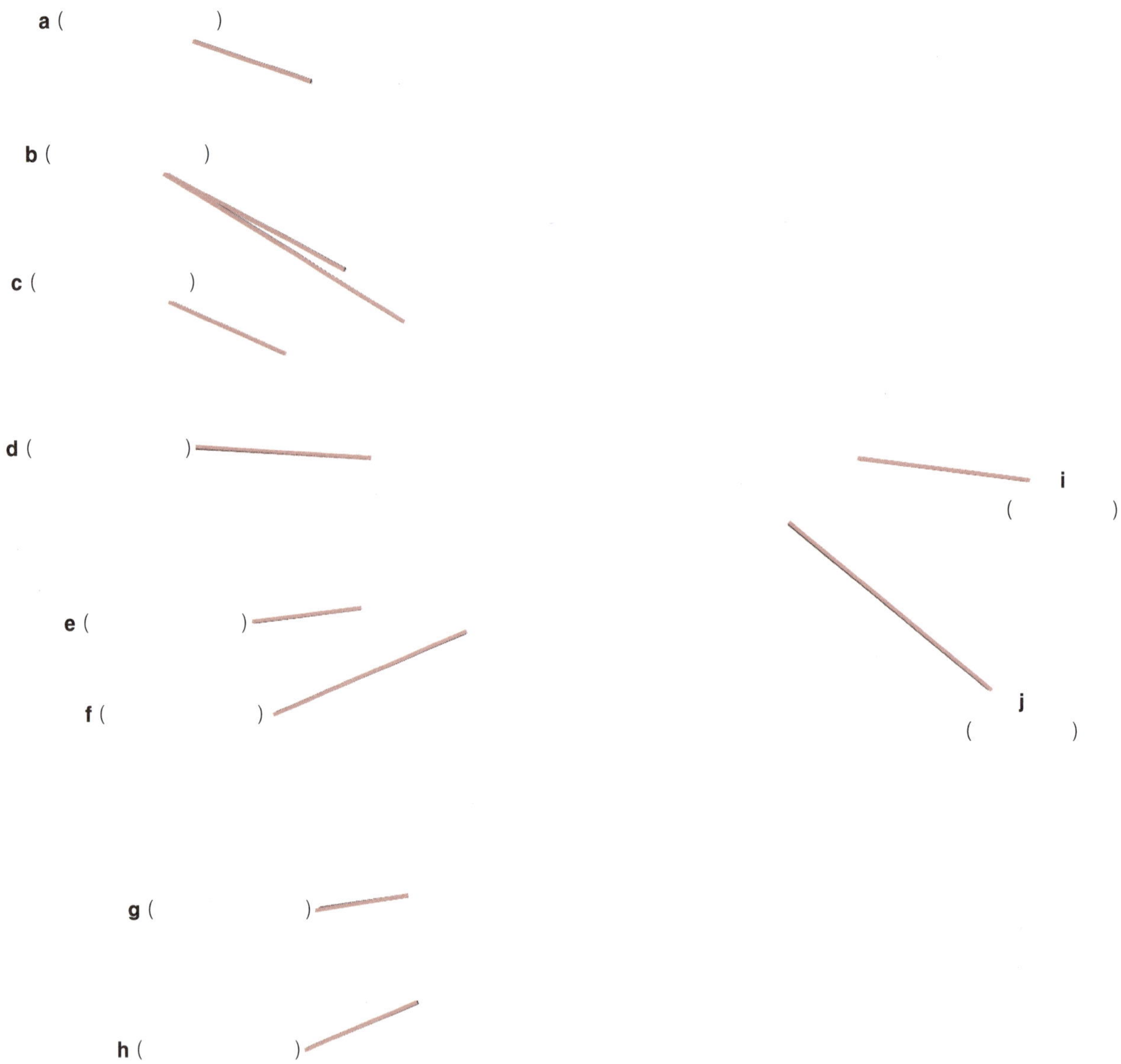

<그림 42> 천근(뒷면)

<발과 발가락을 움직이는 심근(뒷면) 명칭넣고 색칠하기>

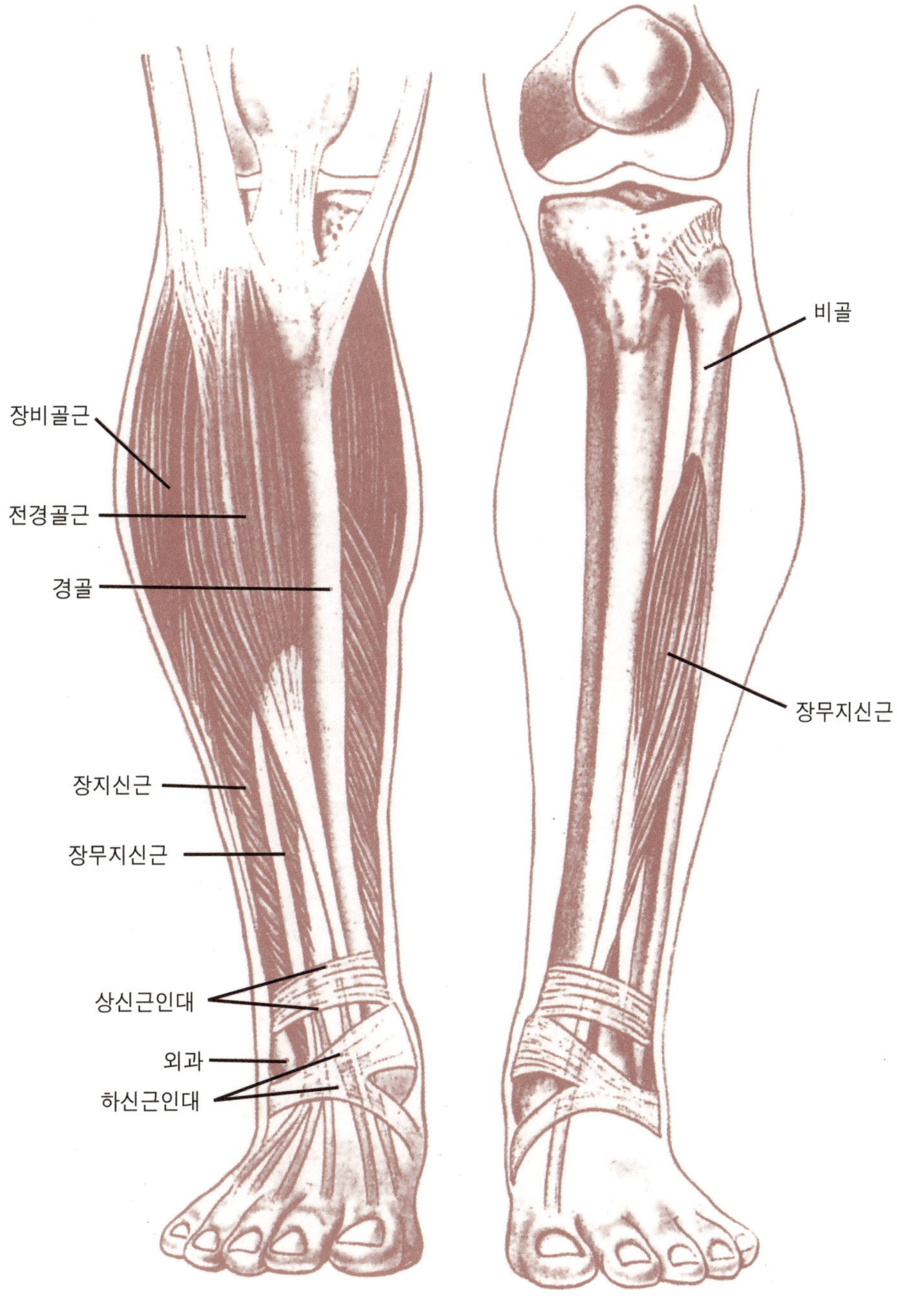

<그림 43> 심근(뒷면)

i (   )

a (   )

b (   )

c (   )

j (   )

d (   )

e (   )

f (   )

g (   )

h (   )

<그림 44> 심근(뒷면)

2. 다리 전면 마사지(Leg massage)

사람의 발과 다리는 인체의 아래쪽에 위치하기 때문에 신체 기관 중에서도 가장 힘든 체중 지탱의 임무를 맡고 있다. 발, 다리 마사지는 각 기관의 기능을 정상적으로 회복시켜 주고 예방하는 건강 관리적 측면에 이르는 매우 광범위한 영역을 포함한다. 또한 다리 부분에 정체되어 있는 혈액순환을 도와줄 뿐만 아니라 림프 배농의 효과도 볼 수 있다.

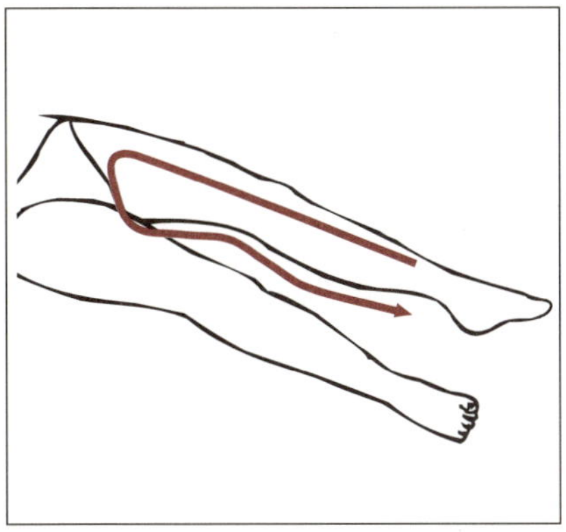

(1) 시술 방법

① 전체 쓰다듬기 1

양손으로 발목에서 대퇴부까지 올라가서 후면을 쓰다듬고 비복근 사이로 내려온다.

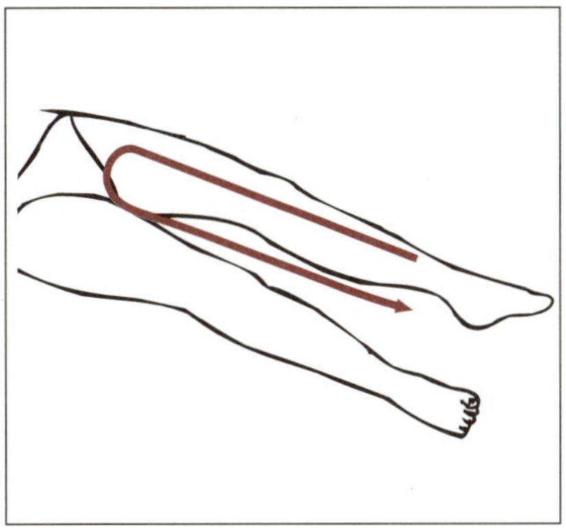

② 전체 쓰다듬기 2

한 손은 발목을 잡고 다른 손으로 대퇴부까지 쓰다듬어 측면으로 내려온다.

손을 바꾸어 동일하게 실시한다.

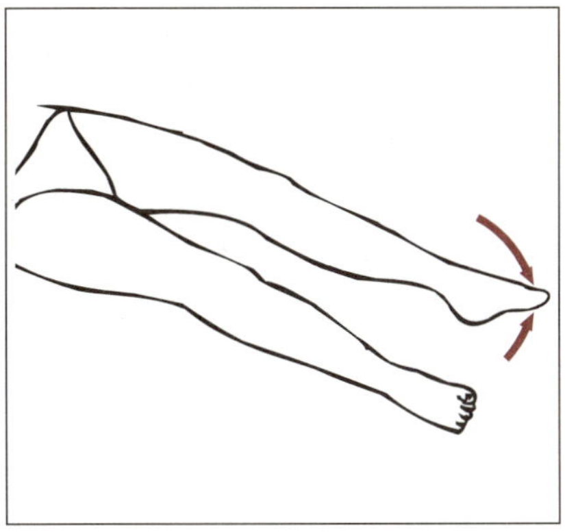

③ 발목 이완

한 손은 발뒤꿈치를 받쳐 쥐고 다른 손은 발등을 감싸 안듯이 하며 아래로 당겨 이완 시켜준 다음 위로 밀어 비복근을 스트레칭 시켜준다.

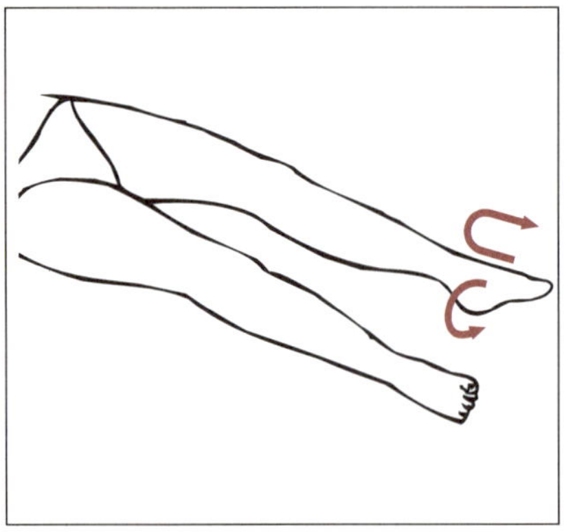

④ 발 전체 쓰다듬기

양손 모지구를 이용하여 발등 전체를 쓰다듬고 발뒤꿈치를 감싸듯이 쓰다듬는다.

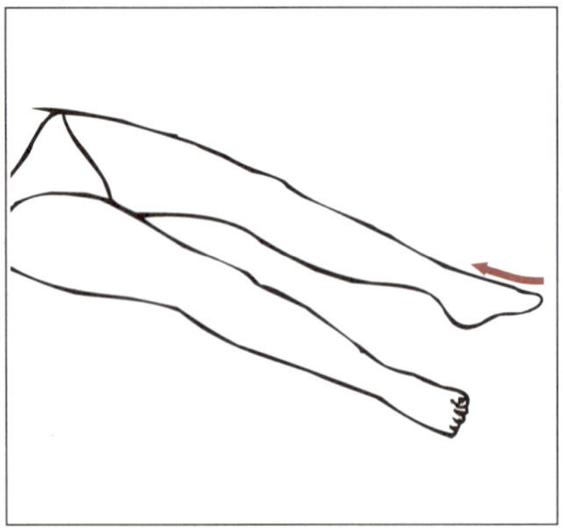

⑤ 중족골 사이 문지르기

발등 중족골 사이를 양손 엄지를 교대로 사용하여 문지른다.

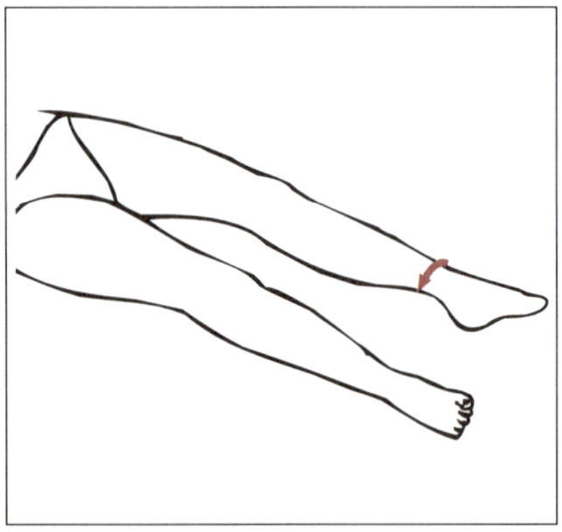

⑥ 복숭아뼈 둘레 원그리기

네 손가락의 끝부분을 이용하여 복숭아뼈 둘레를 문지른다.

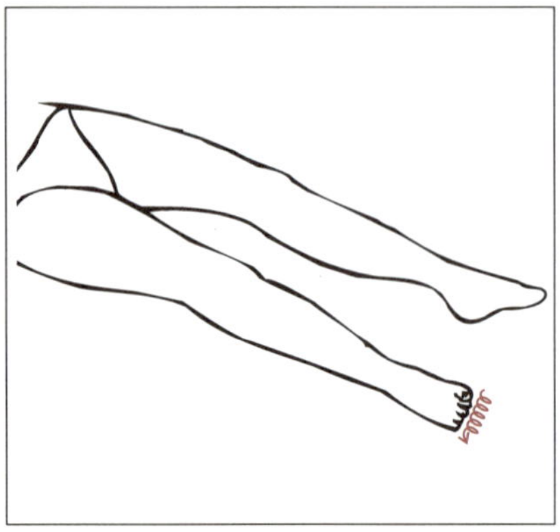

⑦ 발가락 사이 문지르기

엄지와 검지의 사이 면을 이용하여 발가락 사이사이를 문지른다.

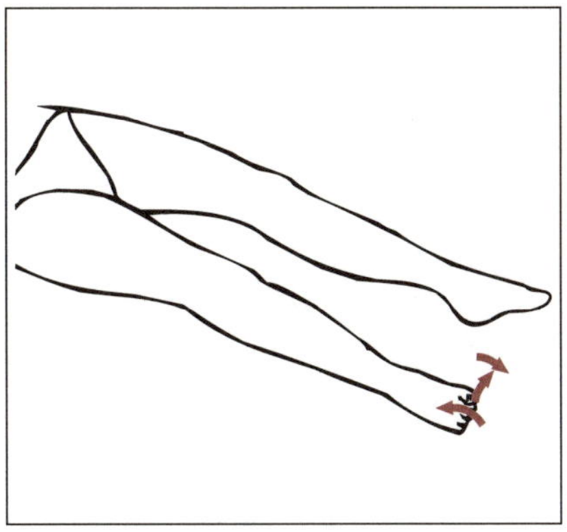

⑧ **발가락 마찰하기**

엄지와 검지를 이용하여 외 회전 방향으로 마찰한 뒤 발가락 끝을 튕기듯 뺀다.

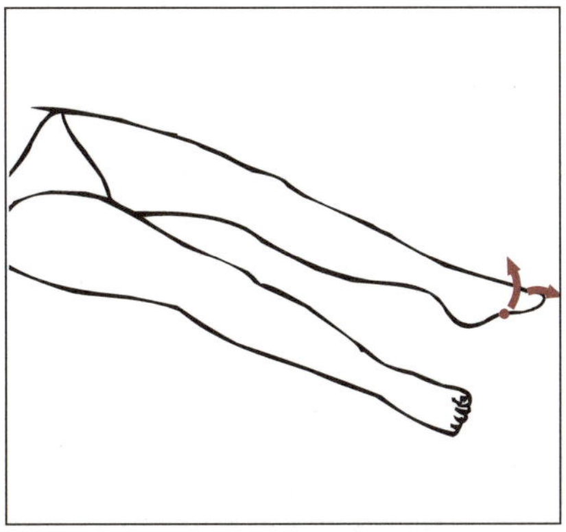

⑨ **발바닥 안쪽 쓸어내리기**

양손 엄지를 겹쳐서 용천에 압을 준 뒤, 손가락 끝 부위 발바닥을 가지를 치듯이 쓸어내린다.

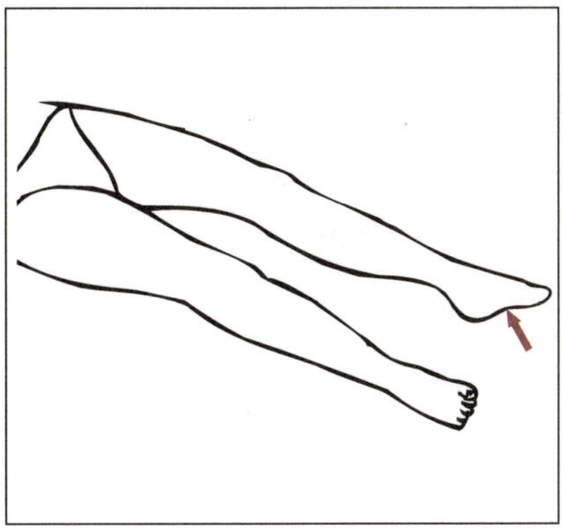

⑩ **발바닥 두드리기**

한 손으로 발가락을 뒤로 젖힌 후 다른 손은 살짝 주먹을 쥐고 용천 부분을 두드린다.

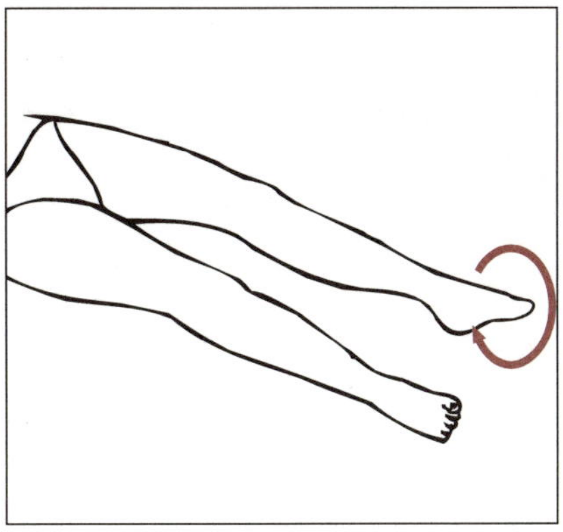

⑪ **발목 돌리기**

한 손으로 발목을 받쳐주며, 다른 손으로 발을 잡고 발목 관절을 천천히 돌려준다.

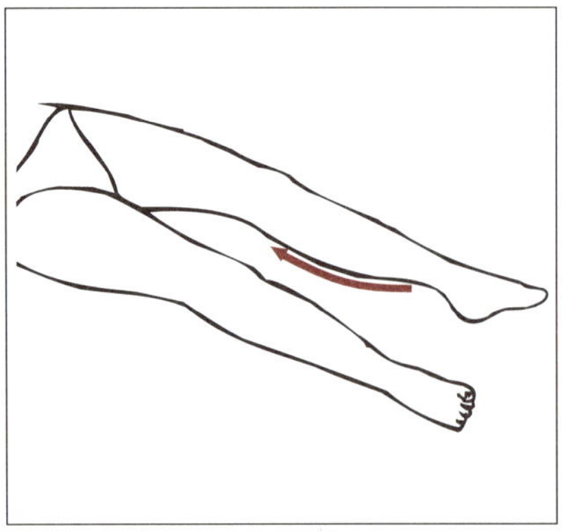

⑫ 종아리 쓸어 올리기 1

두손을 교대로 비복근을 쓸어올린다.

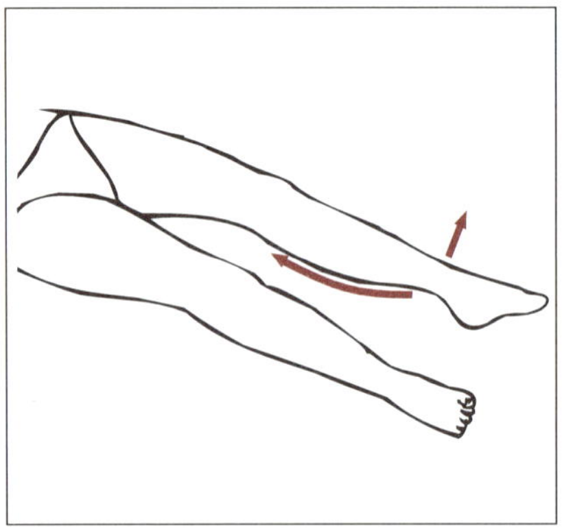

⑬ 종아리 쓸어올리기 2

발을 외 회전하여 무릎을 약간 구부린후 한 손은 발목을 잡고 다른 손으로 종아리를 쓰다듬어 올려준다.

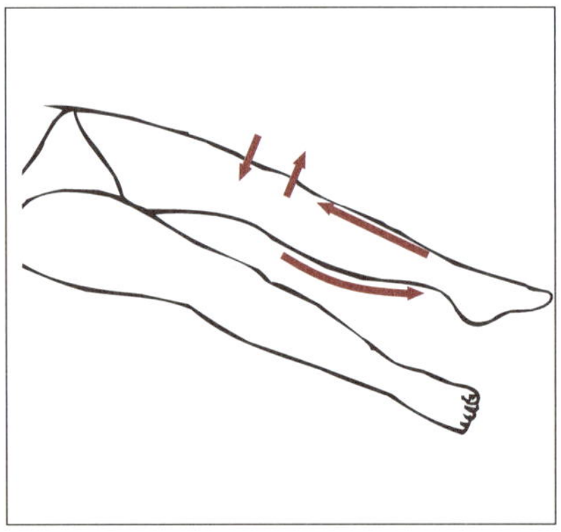

⑭ 슬개골 주위 문지르기

양손 손바닥을 이용하여 발목에서부터 슬개골 밑까지 감싸고 올라와 엄지를 이용하여 슬개골 주위를 문지르고, 슬개골 위와 아래에 압을 준 후 비복근을 쓸어내리며 발목으로 돌아온다.

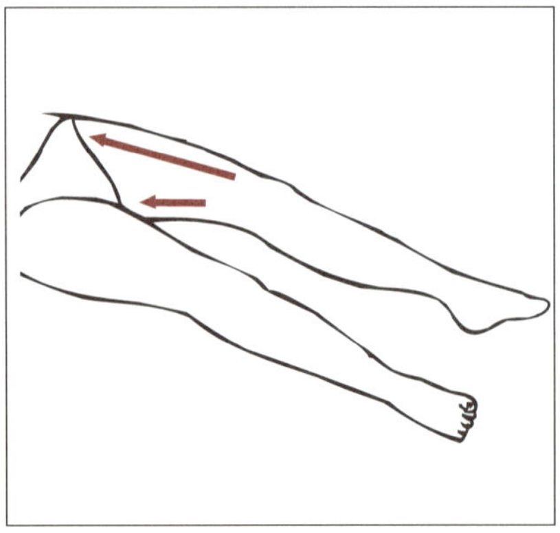

⑮ 대퇴부 전완 문지르기

대퇴사두근을 3부위로 나누어 정중앙, 내측면, 외측면의 순서로 전완을 이용하여 서혜부를 문지른다.

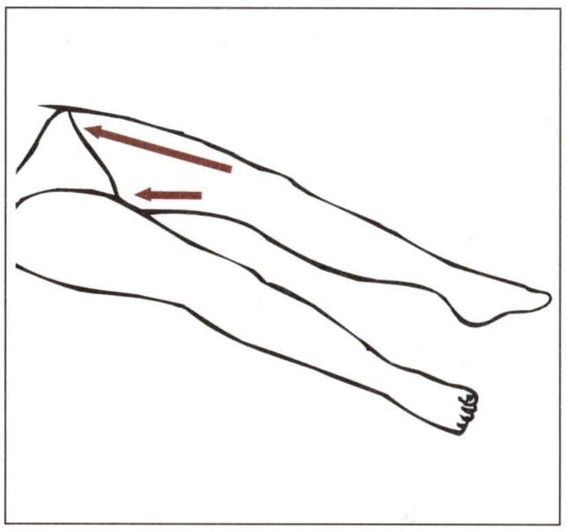

⑯ 대퇴부 주먹 문지르기

대퇴사두근을 3부위로 나누어 정중앙, 내측면, 외측면의 순서로 양손을 주먹 쥐고 서혜부를 문지른다.

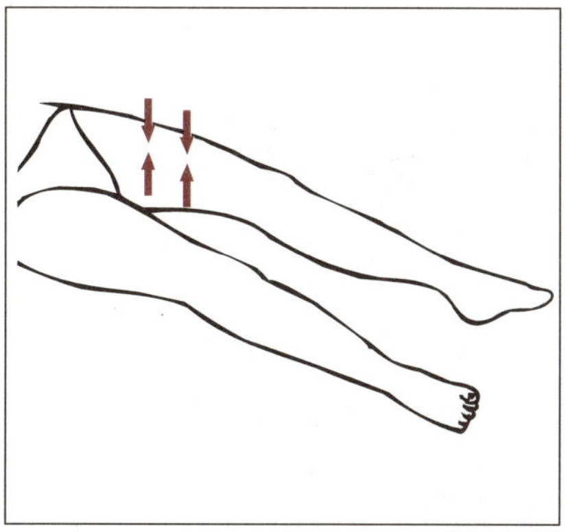

⑰ 대퇴부 비틀기

서혜부와 가까운 쪽 손은 대퇴부 안쪽에 두고 다른 손은 대퇴부 외측면에 놓은 후 동시에 대퇴사두근의 정중앙으로 모은다.

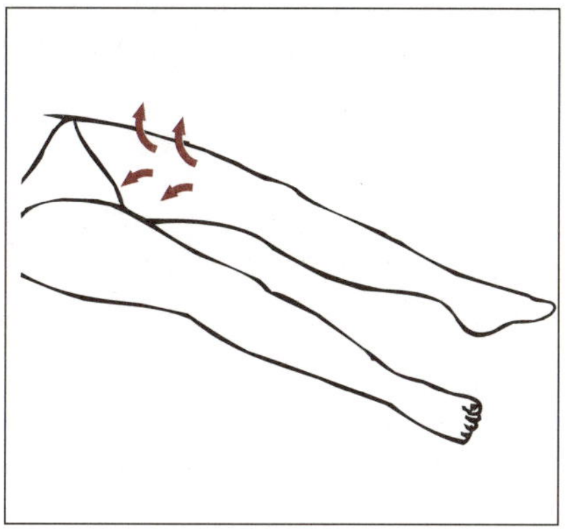

⑱ 대퇴부 쓸어주기

대퇴부를 양손 엄지로 가지치듯이 쓸어 올려준다.

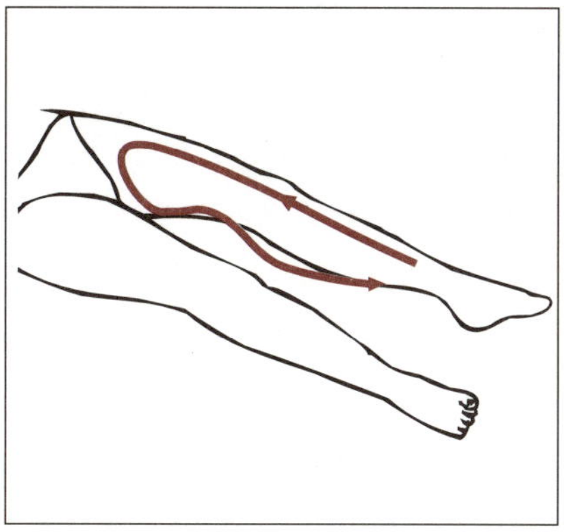

⑲ 전체 쓰다듬기

양손으로 발목에서 대퇴부까지 올라가서 후면을 쓰다듬고 비복근 사이로 내려온다.

(2) 마무리 동작

1) 온습포 동작

① 다리 근육 집어주기
온습포를 덮고 양손으로 다리 근육 전체를 집어준다.

② 발목 돌려주기
한 손은 발목을 잡고 다른 손은 발가락 끝을 잡고 좌우 전후로 발목을 이완시키고 돌려준다.

③ 발 내측으로 눌러주기
한 손은 발목을 잡고 다른 손은 발가락 끝을 잡고 내측으로 눌러준다.

④ 발 외측으로 눌러주기
한 손은 발목을 잡고 다른 손은 발가락 끝을 잡고 외측으로 눌러준다.

⑤ 발목잡고 떨어주기
양손으로 발목을 잡고 떨어준다.

⑥ 다리 전체를 깨끗이 닦는다

⑦ 바디 전용 로션이나 토너로 마무리한다

<다리 전면 응용 마사지>

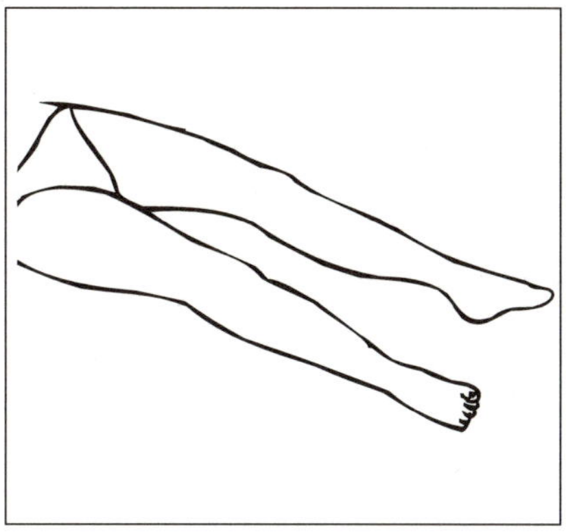

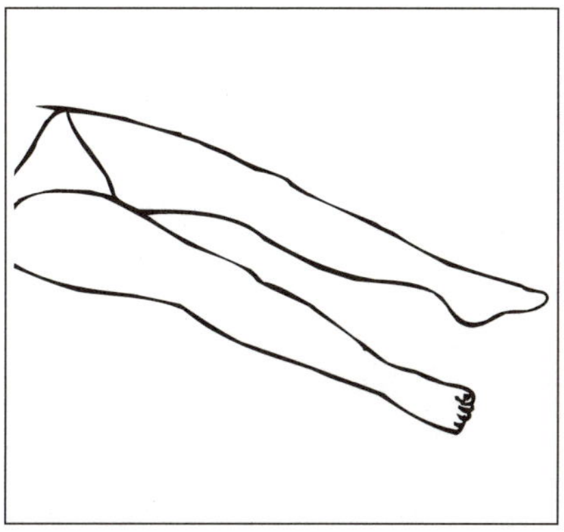

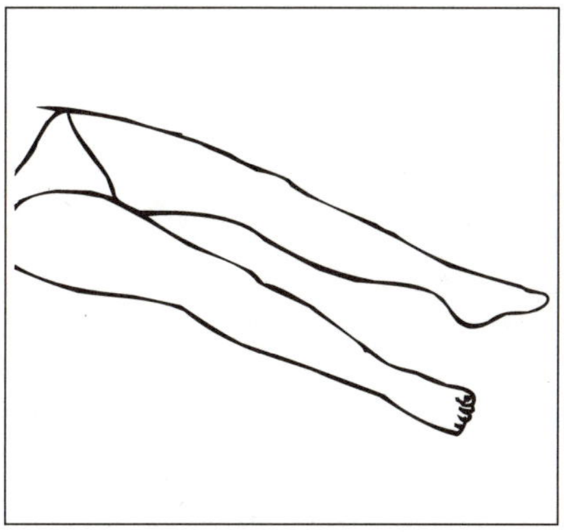

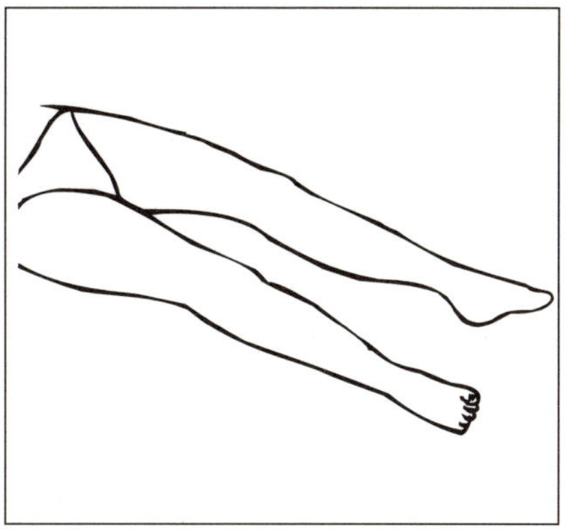

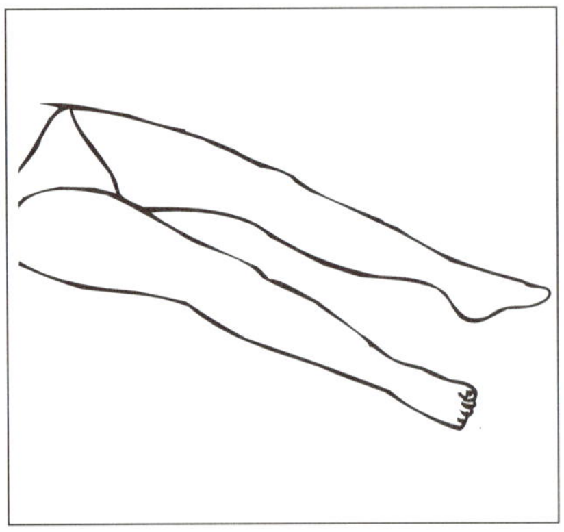

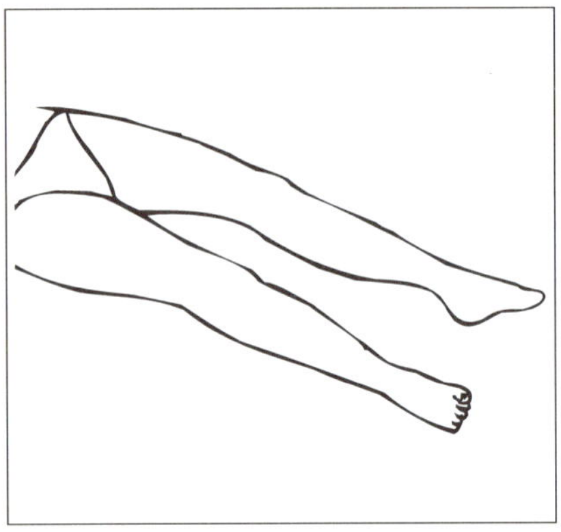

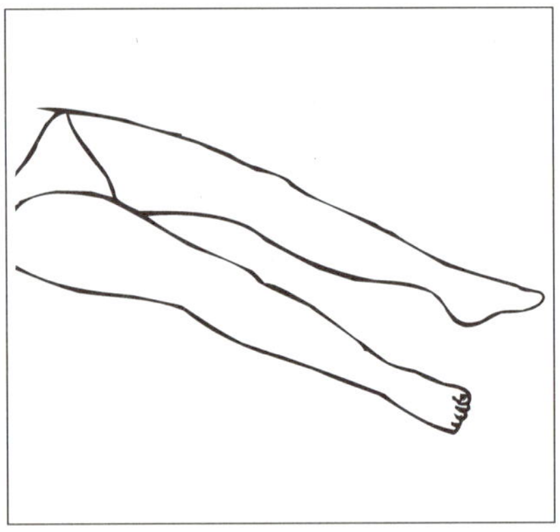

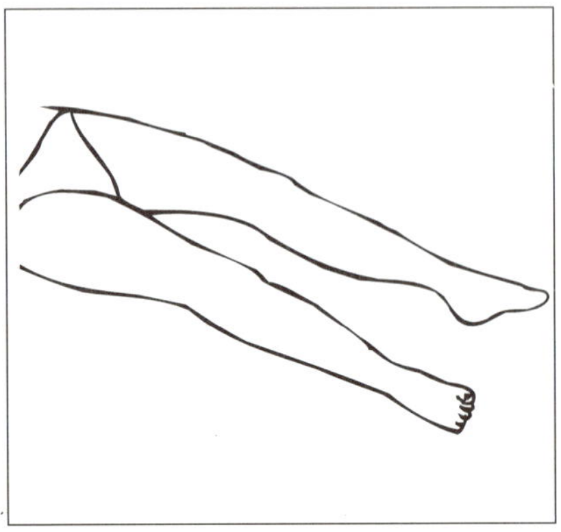

3. 다리 후면 마사지(Leg massage)

(시술 방법)

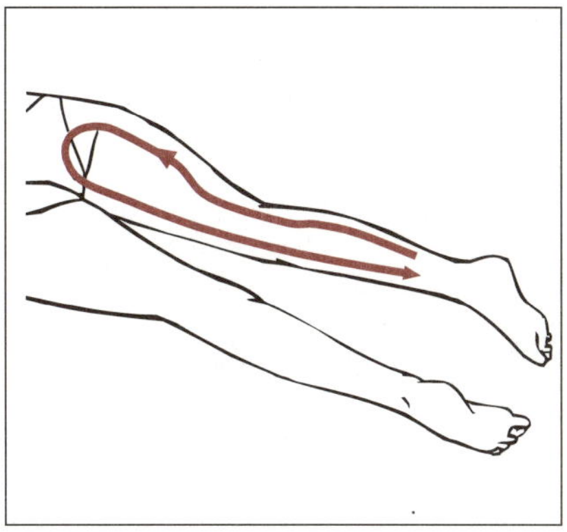

① 전체 쓰다듬기 1

양손을 밀착하여 발목에서 대퇴부까지 쓰다듬고 올라가서 측면을 쓰다듬고 내려온다.

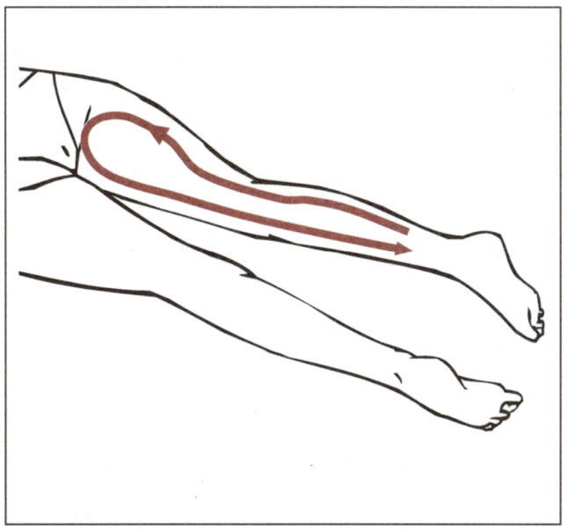

② 전체 쓰다듬기 2

한 손은 발목을 잡고 다른 손으로 대퇴부까지 쓰다듬어 측면으로 내려온다.

손을 바꾸어 동일하게 실시한다.

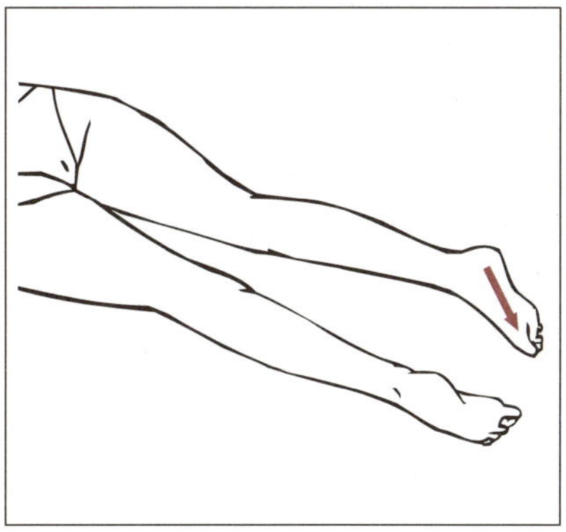

③ 발바닥 문지르기

한 손은 발목을 잡고 다른 한 손은 주먹을 쥐어 발뒤꿈치에서 발가락 쪽으로 문지른다.

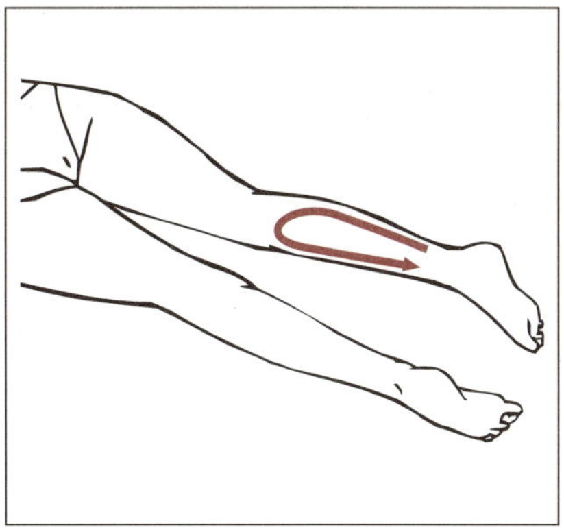

④ 종아리 쓰다듬기

양손으로 발목부터 종아리 근육을 쓸어올리고 측면으로 내려온다.

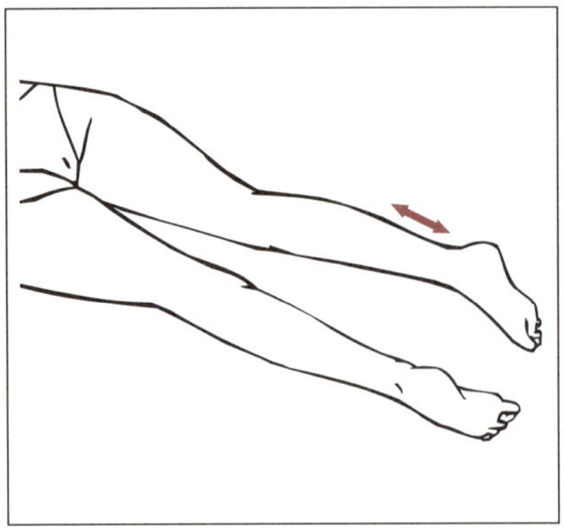

⑤ 아킬레스건 부위 문지르기

양손을 가볍게 주먹 쥔 상태에서 검지를 이용하여 아킬레스건 부위를 위아래로 문지른다.

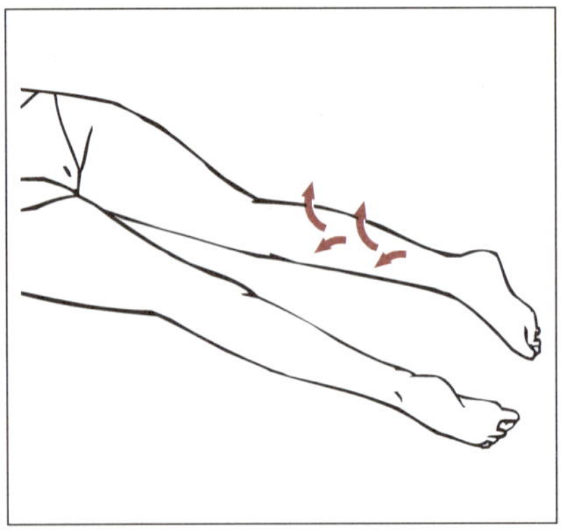

⑥ 비복근 부위 마찰하기

모지구를 이용하여 비복근 사이를 가지치듯 마찰한다.

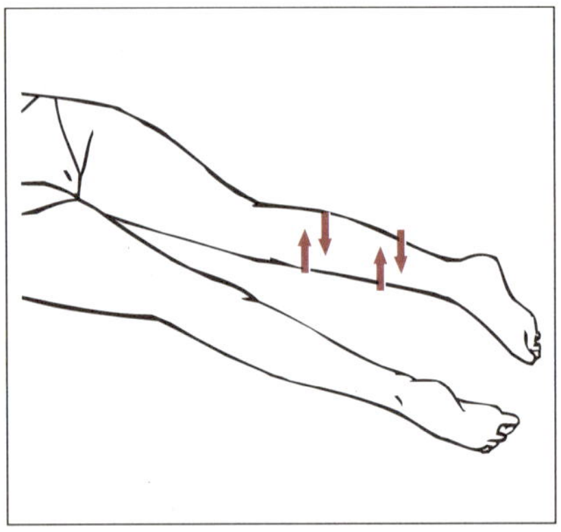

⑦ 비복근 부위 비틀기

양손으로 비복근 부위를 비틀어 준다.

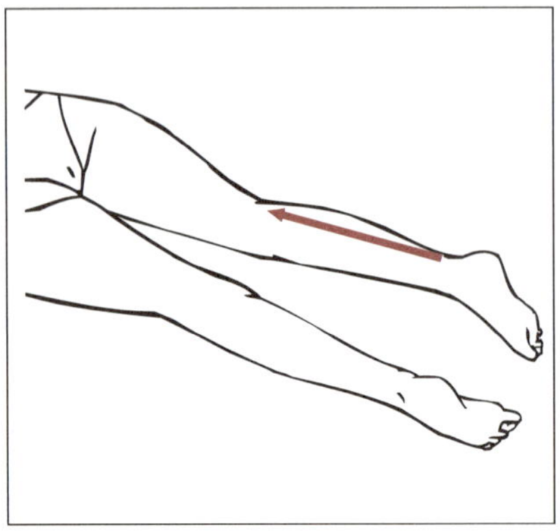

⑧ 종아리 근육 쓰다듬기

양손 교대로 종아리 근육을 발목부터 모으듯이 쓰다듬어 준다.

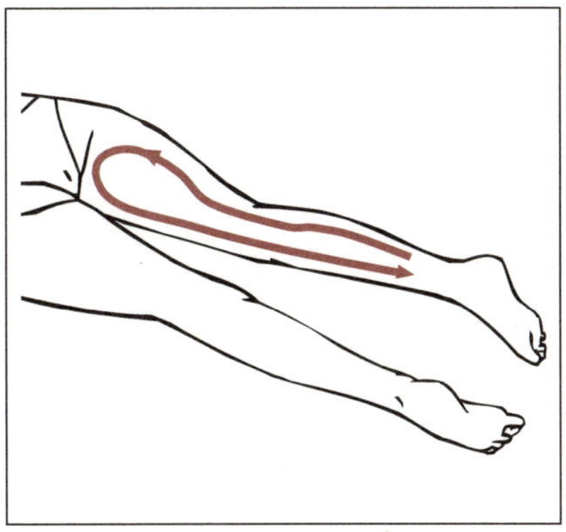

⑨ **전체 쓰다듬기**

양손을 밀착하여 발목에서 대퇴부까지 쓰다듬고 올라가서 측면을 쓰다듬고 내려온다.

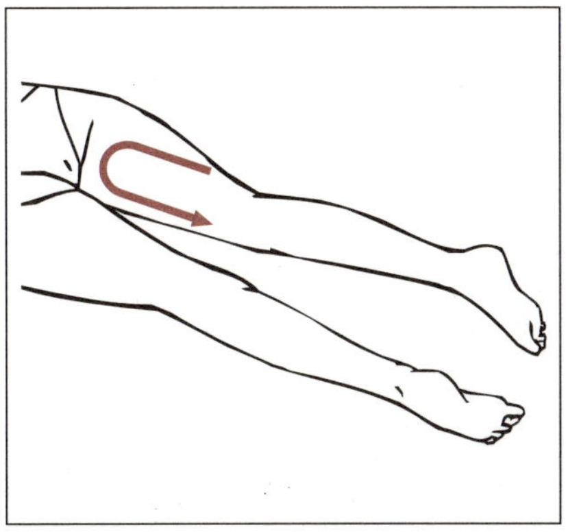

⑩ **대퇴부 쓰다듬기**

양손으로 대퇴부를 위쪽으로 밀듯이 쓰다듬고 내려온다.

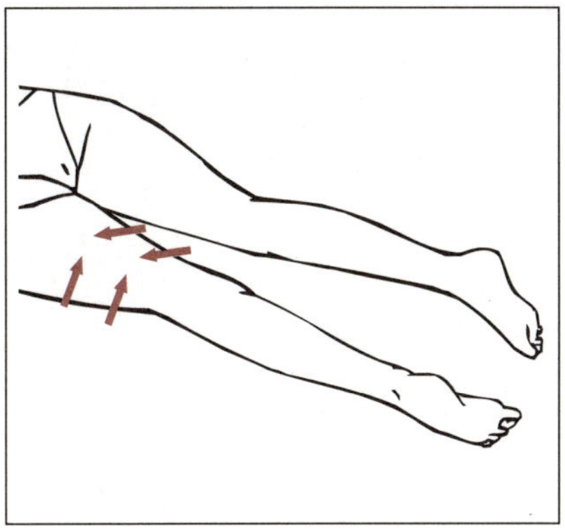

⑪ **대퇴부 근육 안쪽으로 모으기**

대퇴부 근육을 2등분하여 안쪽부터 양손을 마주하듯이 안쪽으로 모아준다.

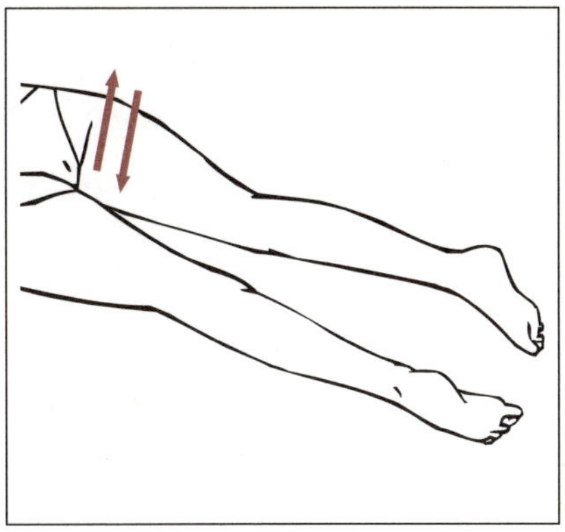

⑫ **대퇴부 비틀기**

한 손은 대퇴부 외측에, 다른 한 손은 내측에 두고 각각 밀고 당기는 동작으로 비틀어준다.

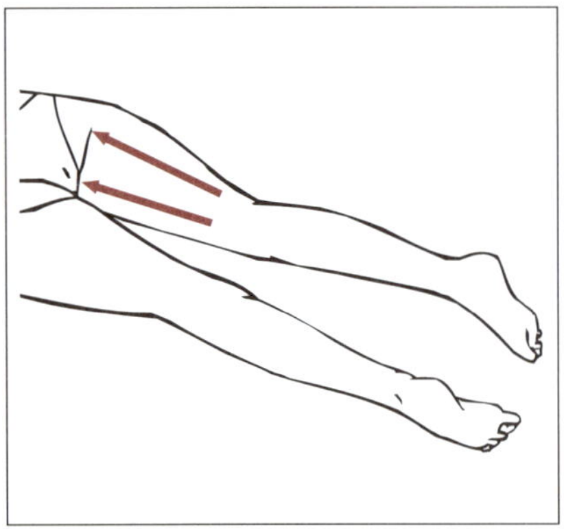

⑬ 대퇴부 문지르기 1

대퇴부를 3등분하여 전완으로 압을 가하여 아래에서 위로 밀어올려준다.

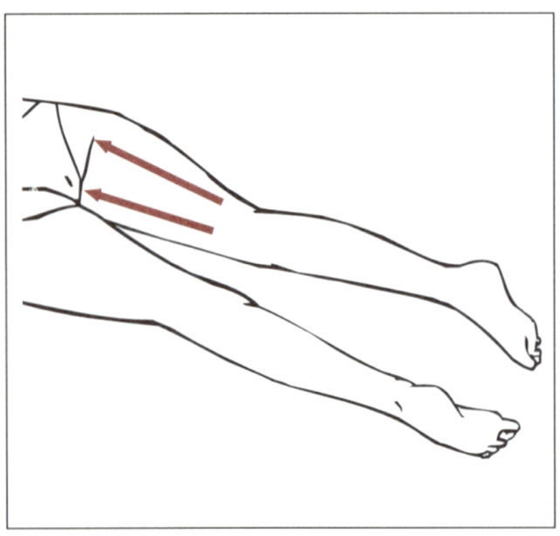

⑭ 대퇴부 문지르기 2

대퇴부를 3등분하여 양손을 주먹 쥐고 아래에서 위로 쓸어 올린 뒤 손바닥으로 쓰다듬어 내려온다.

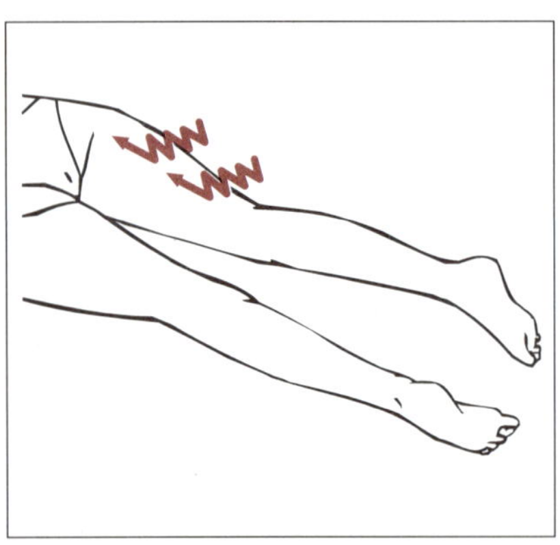

⑮ 대퇴부 외측 떨어주기

한 손은 발목에 고정시키고 바깥쪽 손을 이용하여 대퇴부 외측의 근육을 밑에서부터 윗방향으로 진동을 주며 털어낸다. 3회 동작

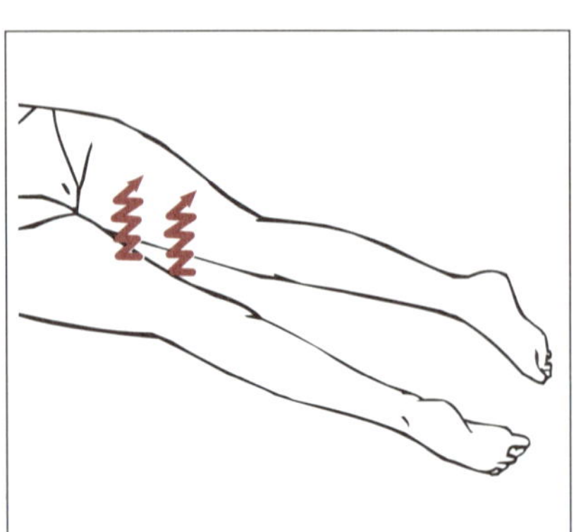

⑯ 대퇴부 내측 떨어주기

한 손은 발목에 고정시키고 바깥쪽 손을 이용하여 대퇴부 내측의 근육을 밑에서부터 윗방향으로 진동을 주며 털어낸다. 3회 동작

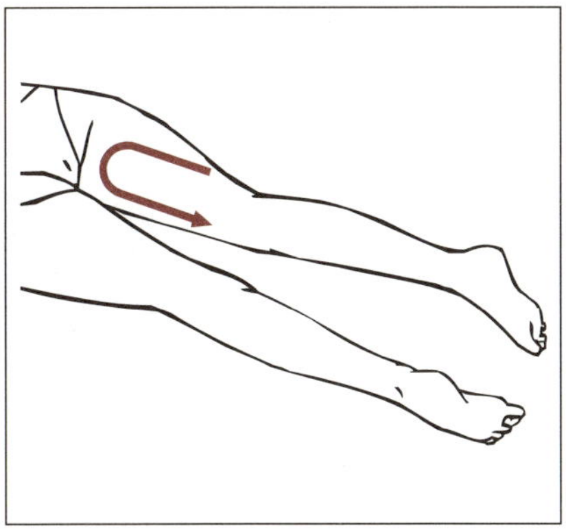

⑰ **대퇴부 쓰다듬기**

양손으로 대퇴부를 위쪽으로 밀듯이 쓰다듬고 내려온다.

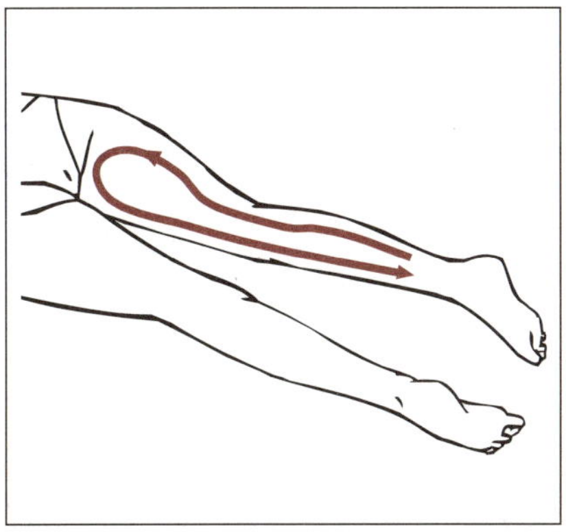

⑱ **전체 쓰다듬기**

양손을 밀착하여 발목에서 대퇴부까지 쓰다듬고 올라가서 측면을 쓰다듬고 내려온다.

(2) 마무리 동작

1) 온습포 동작

① **다리 근육 집어주기**

온습포를 덮고 양손으로 다리 근육 전체를 집어준다.

② **발목 돌려주기**

한손은 발목을 잡고 다른 손은 발가락 끝을 잡고 좌우 전후로 발목을 이완시키고 돌려준다.

③ **발 내측으로 눌러주기**

한 손은 발목을 잡고 다른 손은 발가락 끝을 잡고 내측으로 눌러준다.

④ **발 외측으로 눌러주기**

한 손은 발목을 잡고 다른 손은 발가락 끝을 잡고 외측으로 눌러준다.

⑤ 발목잡고 떨어주기

양손으로 발목을 잡고 떨어준다.

⑥ 다리 전체를 깨끗이 닦는다.

⑦ 바디 전용 로션이나 토너로 마무리한다.

<다리 후면 응용 마사지>

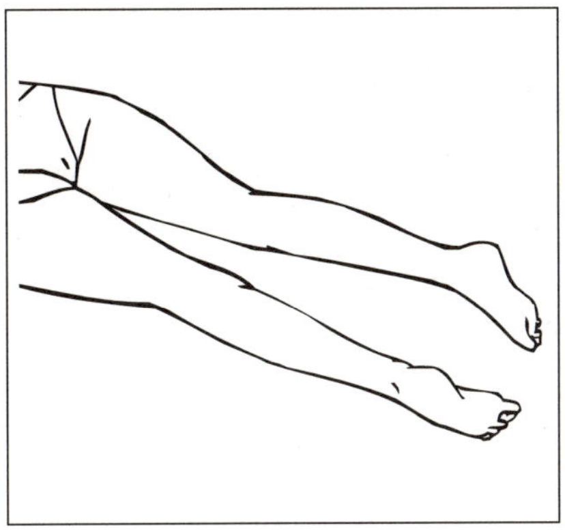

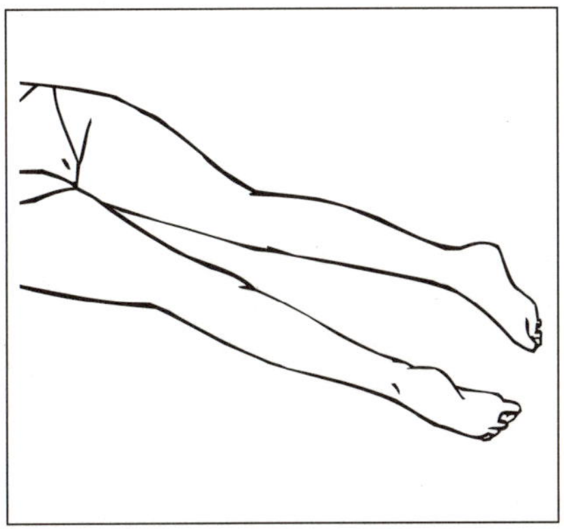

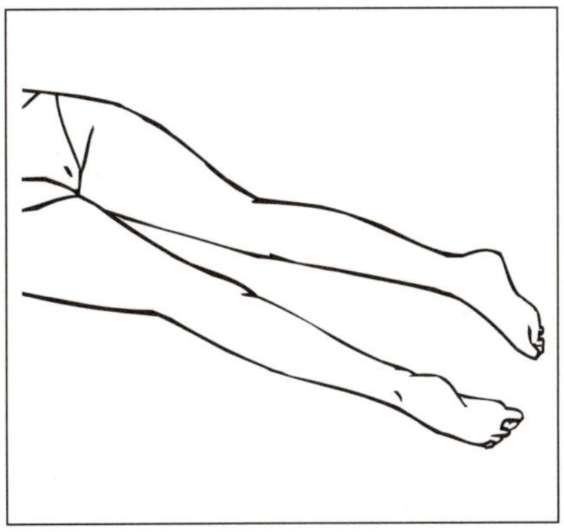

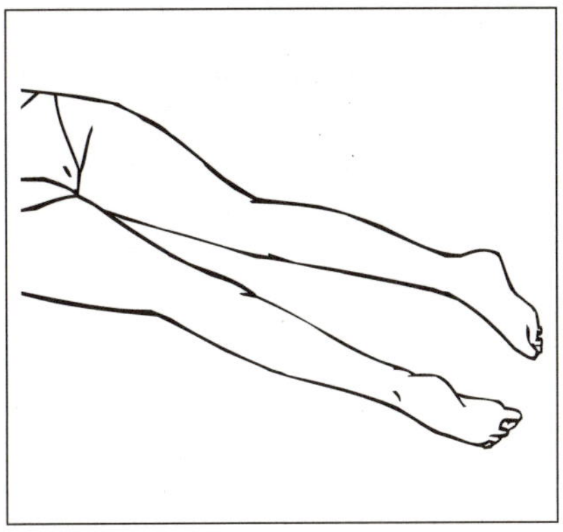

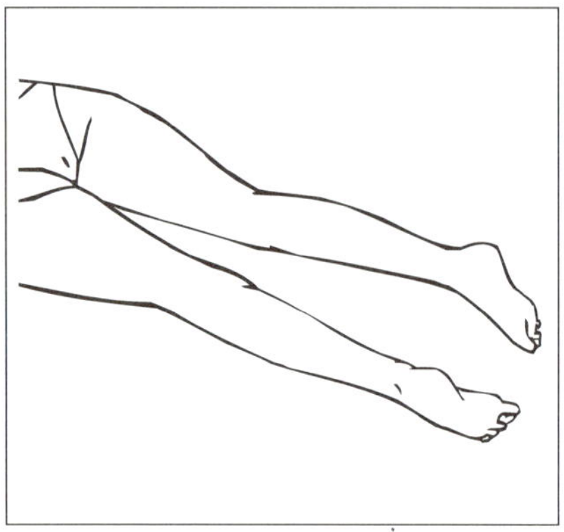

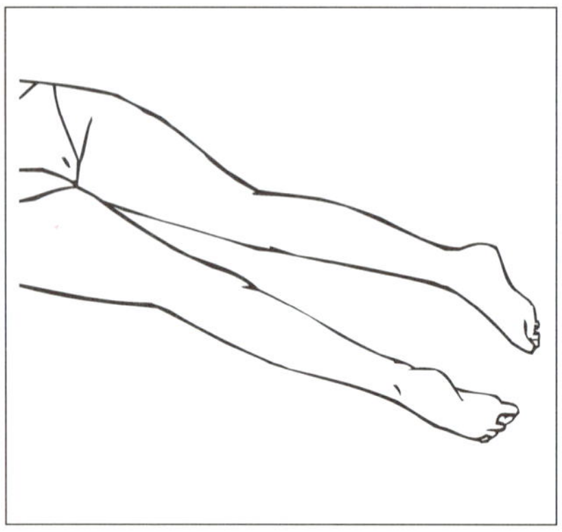

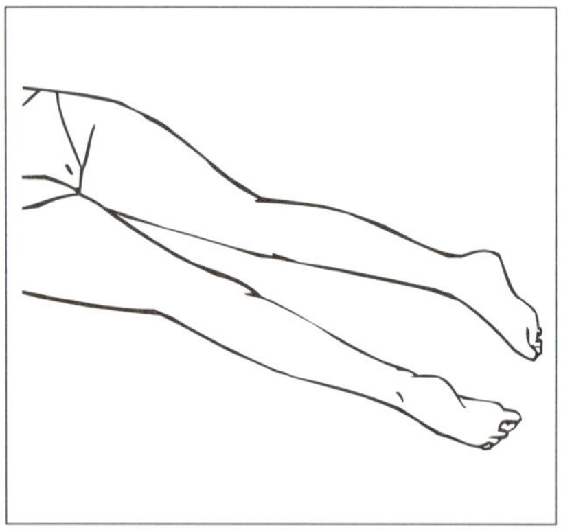

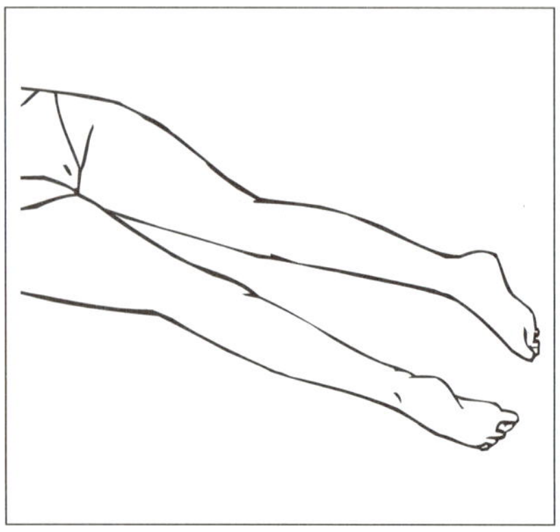

Ⅴ. 가슴, 복부의 근육 (Muscles of the Breast & Abdomen)

1. 가슴 근육 (흉부의 근, muscles of the breast)

가슴 근육은 흉벽과 상지를 연결하여 상지의 운동에 관여하는 피하의 얕은 가슴근(천흉근)과 흉관에 붙어서 용적을 증감시켜 호흡에 관여하는 깊은가슴근(심흉근)으로 구분한다.

(1) 얕은가슴근육 (천흉근, superficial thoracic muscles)

- **큰가슴근(대흉근, pectoralis major)** : 상완의 내전과 내측 회전을 주도하고 흉골과 늑골을 위로 당긴다.
- **작은가슴근(소흉근, pectoralis minor)** : 견갑골을 전·하방으로 당긴다.
- **앞톱니근(전거근, serratus anterior)** : 견갑골을 앞으로 당겨 체벽에 붙이고 회전시킨다.

(2) 깊은가슴 근육 (심흉근, deep thoracic muscles)

- **바깥늑골사이근(외늑간극, external intercostals)** : 늑골을 위로 당겨 흉강을 넓힌다.
- **속늑골사이근(내늑간근, internal intercostals)** : 수축시 늑골을 밑으로 잡아당겨서 흉강을 좁힌다.

2. 배 근육 (복부의 근, muscles of the abdomen)

- **배바깥경사근(외복사근, obliquus externus)** : 척추의 회전과 굴곡, 복부의 내장을 압박시킨다.
- **배곧은근(복직근, rectus abdominis)** : 흉곽을 아래로, 골반을 위로 당긴다.
- **배가로근(복횡근, transverse abdominis muscle)** : 내·외 복사근을 돕는다.
- **배속경사근(내복사근, obliquus internus)** : 척추의 회복과 굴곡, 복부의 내장을 압박시킨다.

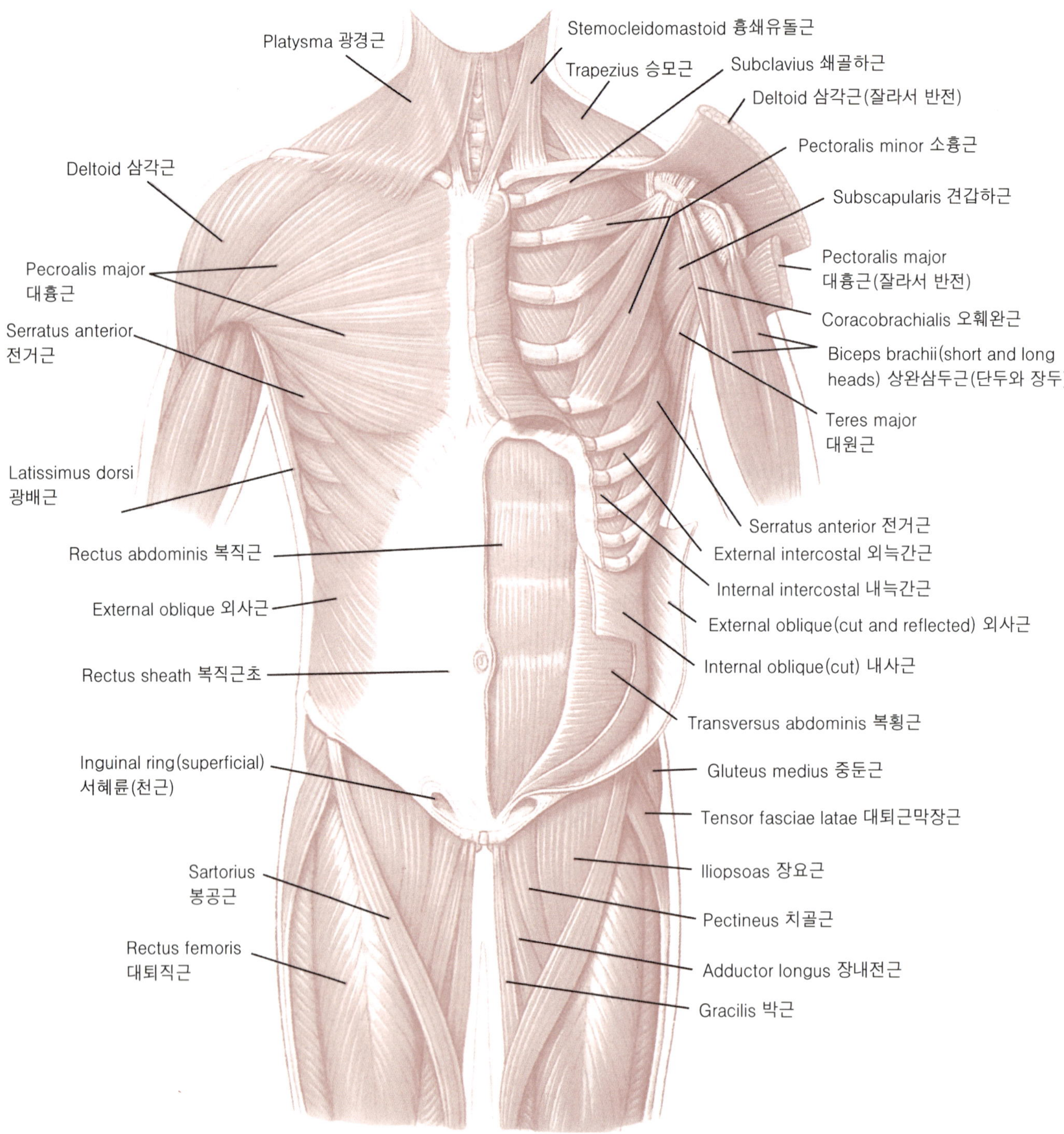

〈그림 45〉 가슴, 복부의 근육

<가슴 · 복부의 근육 색칠하기>

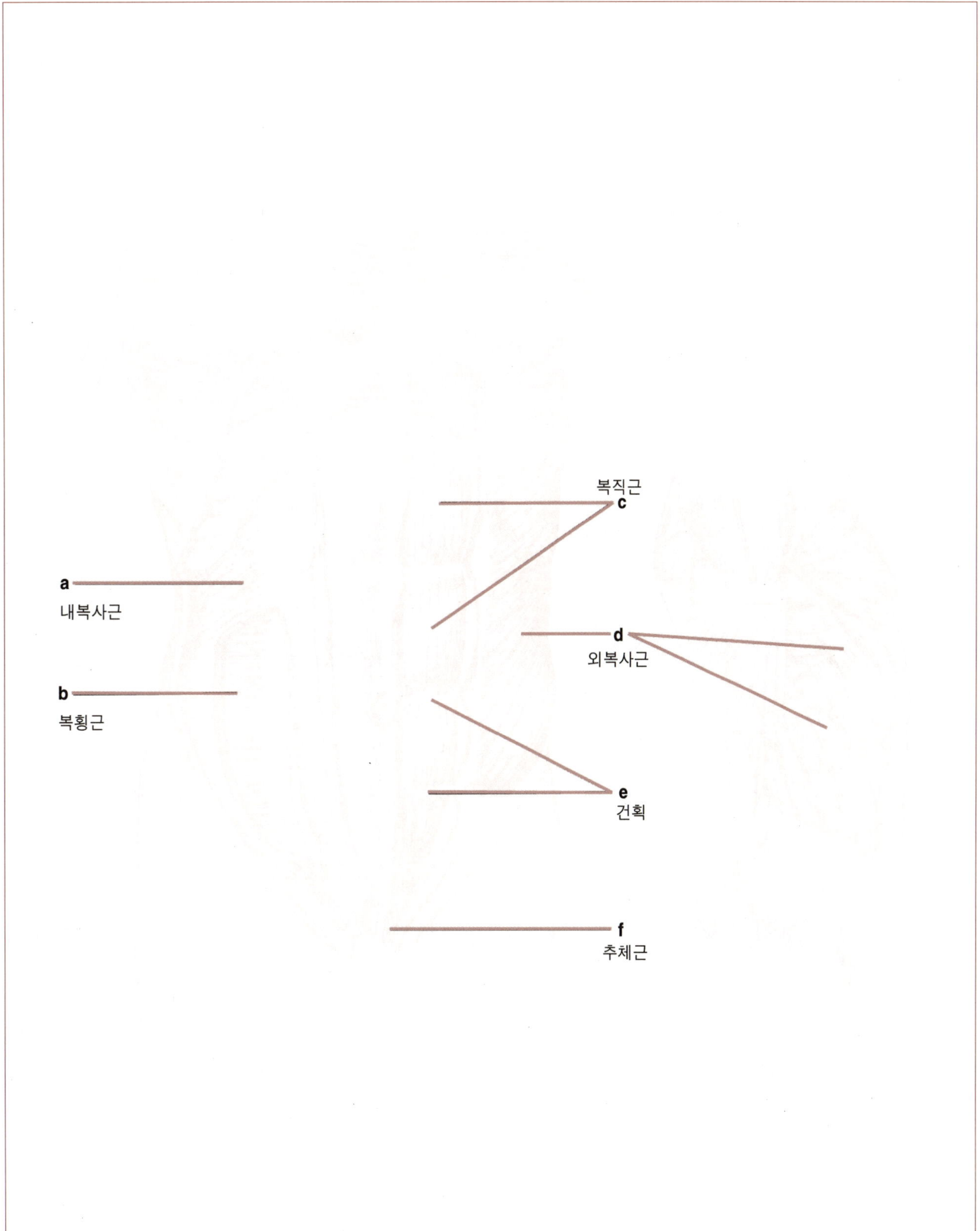

〈그림 46〉 가슴 · 복부의 근육

<가슴 · 복부의 근육 명칭 넣기>

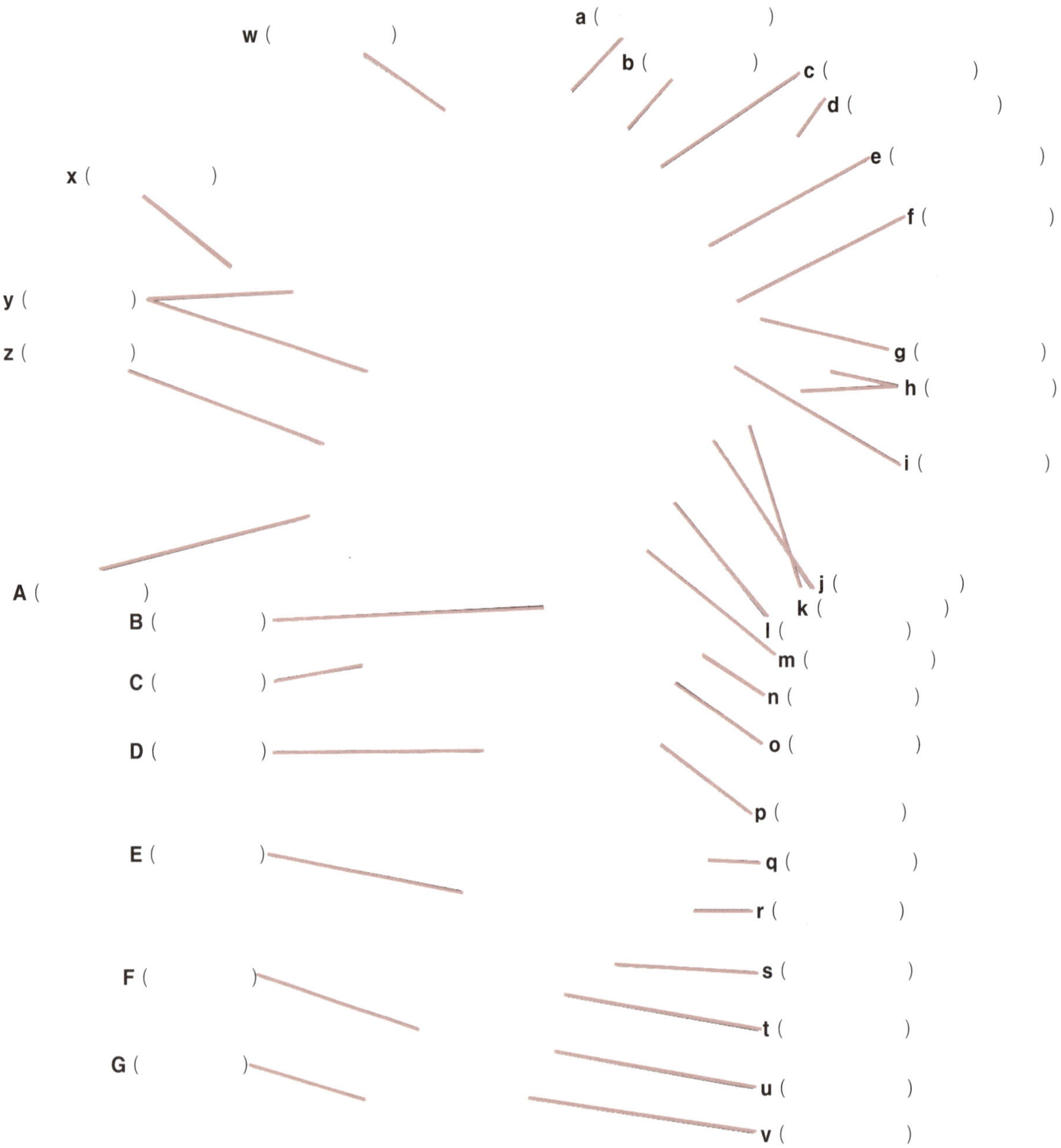

〈그림 47〉 가슴 · 복부의 근육 색칠하기

3. 가슴 마사지(Breast massage)

가슴은 여성 특유의 신체적 아름다움을 나타내는 미적인 측면에서 매우 중요한 신체 부위에 해당한다. 유방은 피부와 지방 및 유선으로 구성되어 있으며 마사지를 통하여 유방의 탄력 향상을 도와주고 노폐물 배설과 혈액순환을 촉진시킨다.

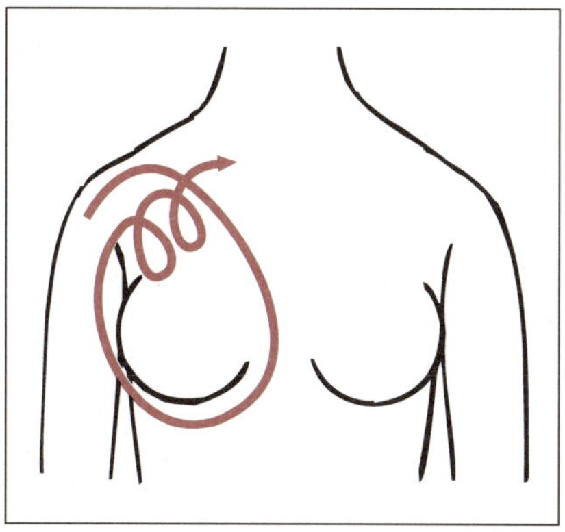

(1) 시술 방법

① 전체 쓰다듬기

양손바닥으로 어깨를 감싸고 내려와 양 손바닥이 마주치면 가슴과 가슴 사이로 내려와 손바닥으로 가슴 밑을 바깥쪽으로 쓸어 내린 후 대흉근 부위를 엄지를 이용하여 외 회전 방향로 문지른다.

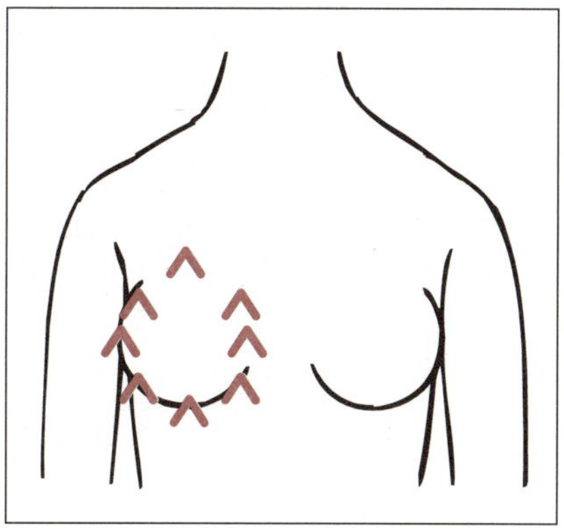

② 집어주기

양손 엄지와 네 손가락으로 가슴 주위를 돌아가며 꼬집는다.

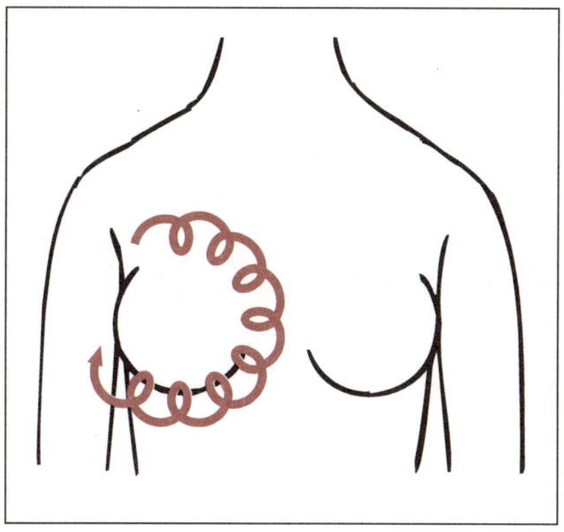

③ 마찰하기

양손 네 손가락을 이용하여 안쪽으로 원을 그리면서 가슴 주위를 마찰한다.

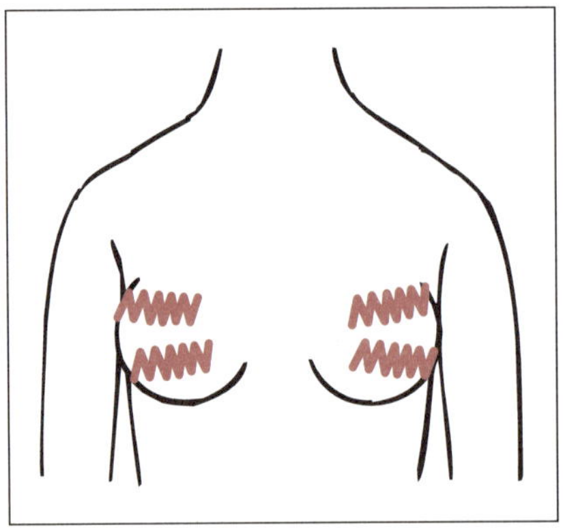

④ **떨어주기**

양손으로 가슴을 감싸서 떨어준다.

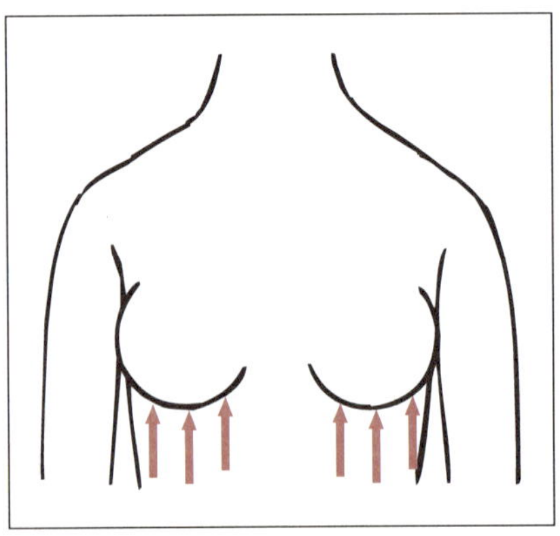

⑤ **가슴 밑 쓰다듬기**

엄지를 이용하여 가슴 밑 근육을 쓰다듬는다.

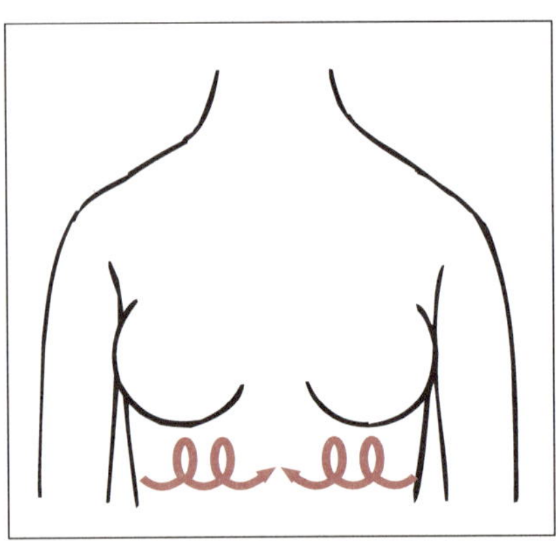

⑥ **늑골 사이 마찰하기**

늑골 사이사이를 중지를 이용하여 내 회전 방향으로 마찰한다.

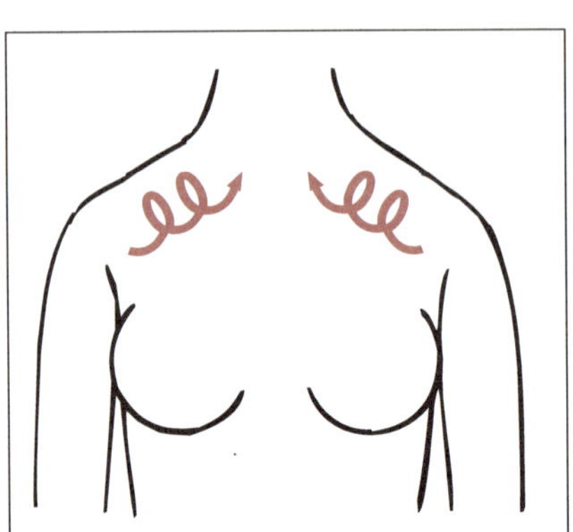

⑦ **대흉근 부위 문지르기**

양 손바닥으로 대흉근 부위를 내 회전 방향으로 문지른다.

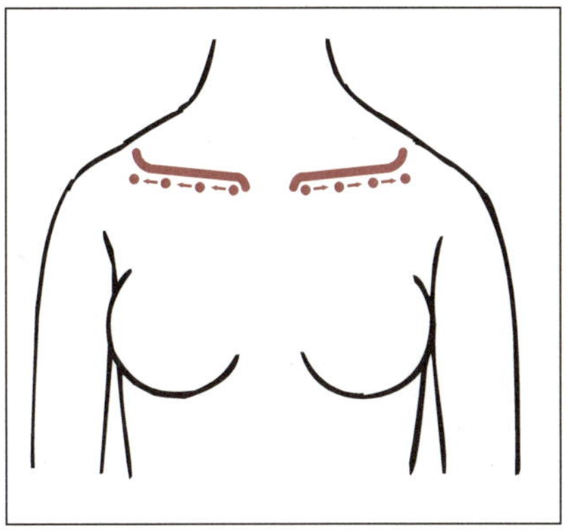

⑧ **쇄골 밑 마찰하기**

중지와 검지를 겹쳐 쇄골 밑을 내 회전 방향으로 마찰한다.

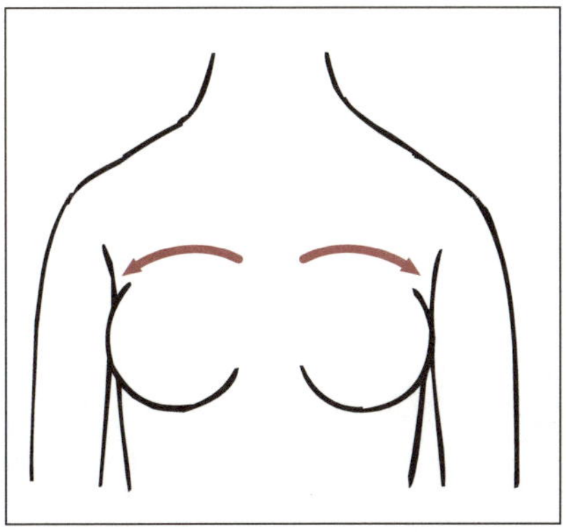

⑨ **흉골 사이 쓸어주기**

양손 네 손가락으로 갈고리 모양으로 마주하고 흉골 사이 사이를 안에서 밖으로 쓸어준다.

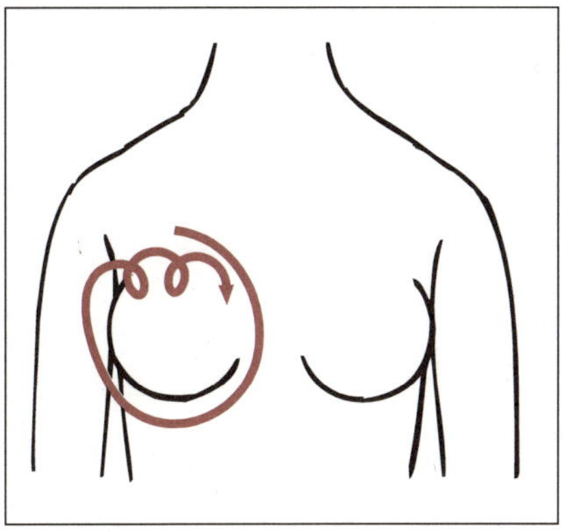

⑩ **전체 쓰다듬기**

양 손바닥으로 어깨를 감싸고 내려와 양손이 마주치면 가슴과 가슴 사이로 내려와 손바닥으로 가슴 밑을 바깥쪽으로 쓸어 내린 후 대흉근 부위를 엄지를 이용하여 수영 방향으로 문지른다.

(2) 마무리 동작

① **티슈로 닦기**

티슈 2장을 이용하여 누르듯이 닦아낸다.

② **온습포 동작**

양손 중지로 견정을 눌러준다.

양손을 겹쳐서 흉골 부위를 가볍게 눌러준다.

③ 가슴 전체를 깨끗이 닦는다.

④ 바디전용 로션이나 토너로 마무리한다.

<가슴 응용 마사지>

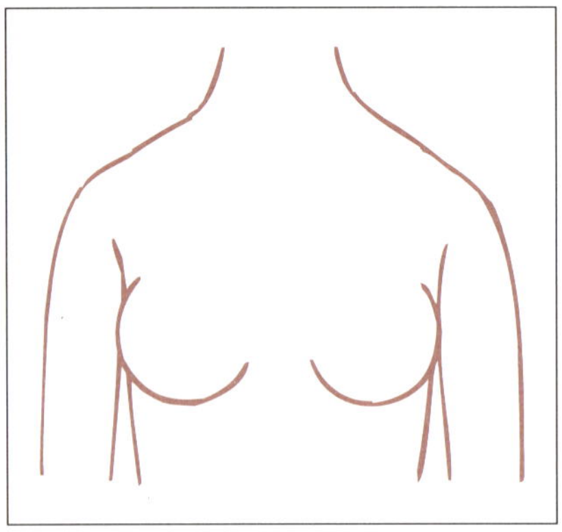

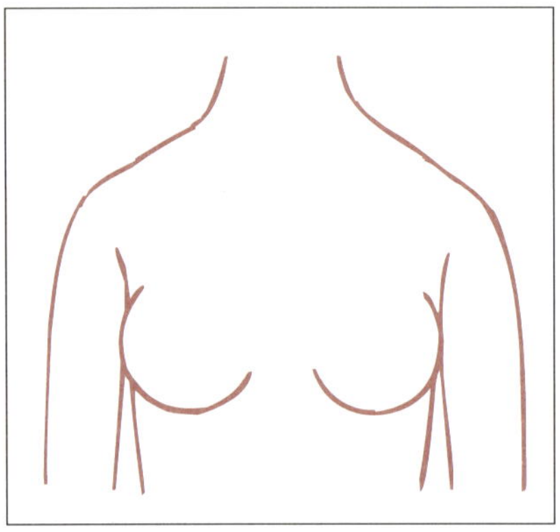

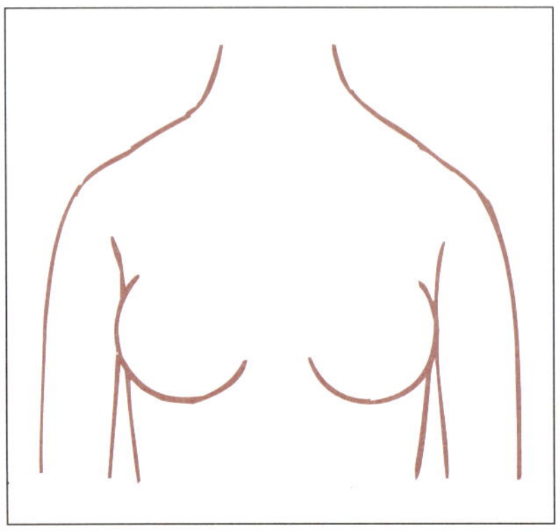

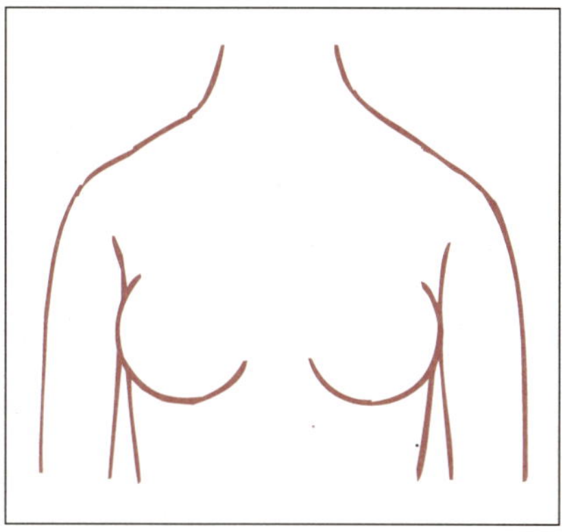

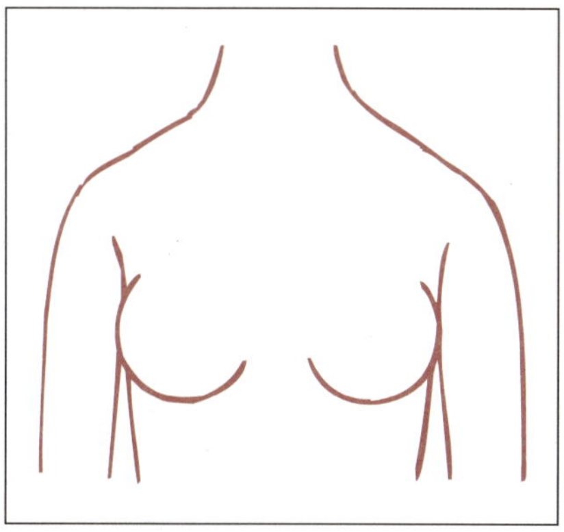

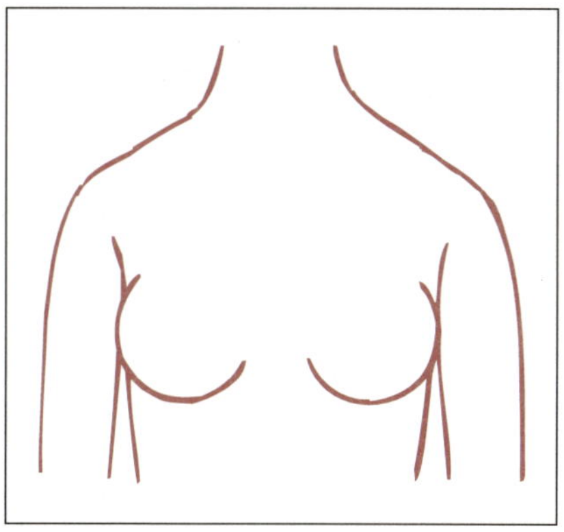

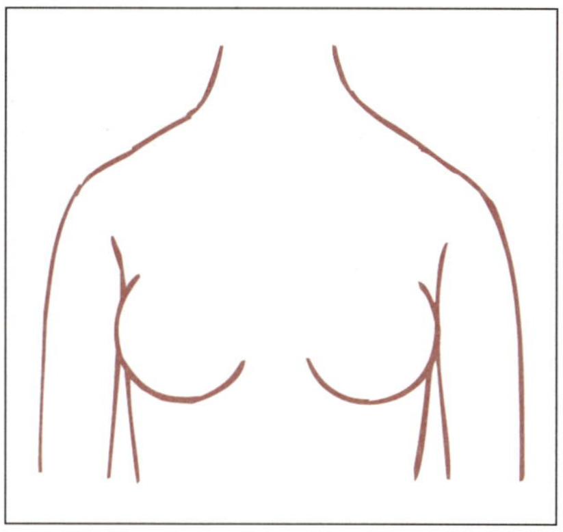

4. 복부 마사지(Abdomen massage)

복부 마사지는 손님의 오른쪽에서 마사지를 실시하며 대장의 흐름 방향대로 마사지하여 장이 꼬이거나 대장의 내용물이 역류하지 않도록 한다. 또한 매우 섬세하고 부드러운 부위이므로 너무 강한 압력으로 마사지하지 않는다. 복부 관리는 두꺼워진 피하지방층과 이른 바 '튼살' 이라 일컬어지는 스트레치 마크(strech mark)를 대상으로 하며, 튼살을 예방하기 위해서는 특수한 화장품을 사용하여 마사지하면 더욱 효과적이다.

(1) 시술 방법

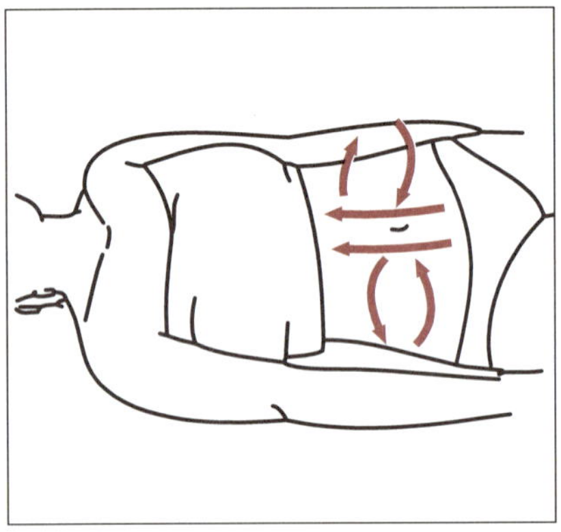

① T자형으로 쓰다듬기

손바닥을 배꼽 위에서 나란히 붙여 명치 부위까지 올라가서 양쪽 갈비뼈를 감싸고 내려와 허리 뒷쪽에서 앞으로 힘있게 쓸어올린다. 3번 반복

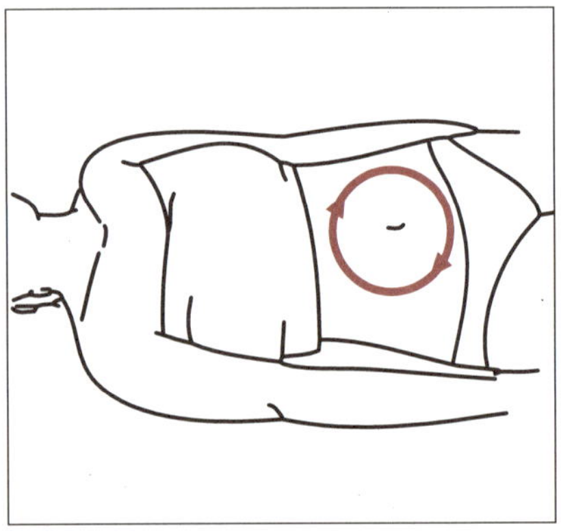

② 시계 방향으로 쓰다듬기

왼손은 시계 방향으로 계속 돌면서 오른손도 같이 따라 돌다가 맹장옆에서 빠진다. 6회 반복

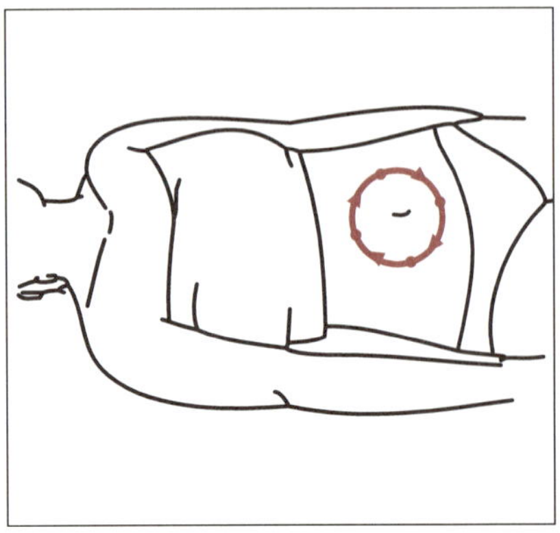

③ 배꼽 주위 마찰하기

오른손 위에 왼손을 포개 얹고 중지와 약지를 이용하여 내회전방향으로 한 부위에 5번씩 돌리면서 연결하여 배꼽 주위를 한바퀴 돈다.

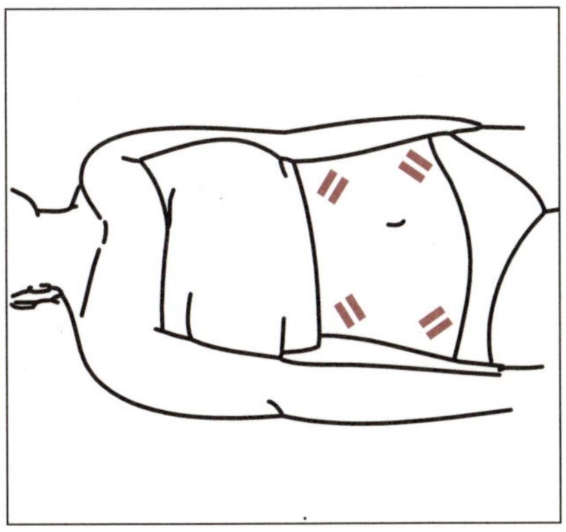

④ **사선으로 눌러주기**

오른손은 맹장 부위, 왼손은 갈비뼈 밑을 손을 약간 사선으로 세워서 교대로 천천히 눌러준다.

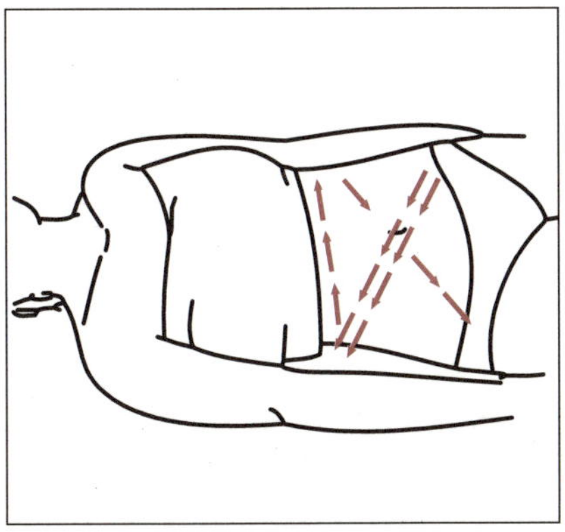

⑤ **X자형으로 마찰하기**

엄지를 교대로 왼쪽 맹장 부위에서 오른쪽 갈비뼈 밑으로 가지치기하며 올라갔다가 양쪽 네 손가락을 합해 왼쪽 갈비 밑으로 쓸고와 오른쪽 맹장 부위까지 네 손가락으로 가지치기하며 내려온다.

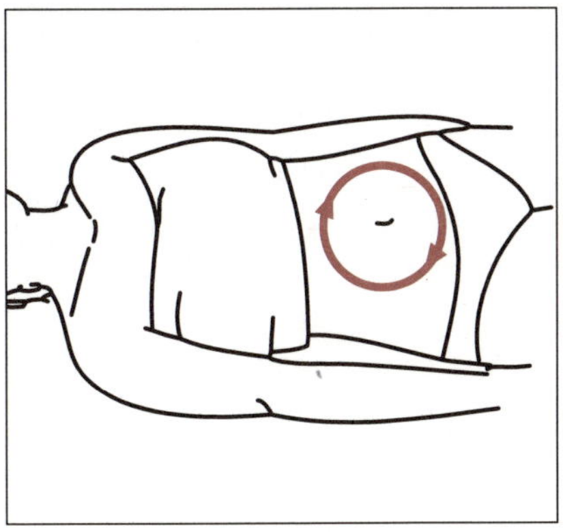

⑥ **시계 방향으로 쓰다듬기**

②번과 동일

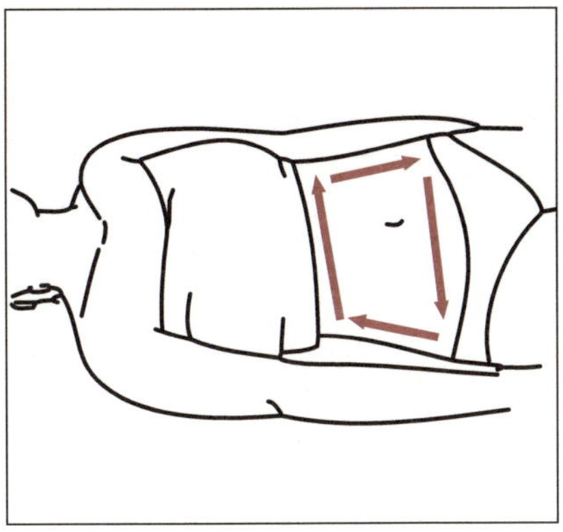

⑦ **복직근 반죽하기**

배꼽을 중심으로 엄지와 네 손가락을 이용하여 오른쪽 갈비뼈 밑부터 반죽해주며 사각형을 그리는 동작이다.

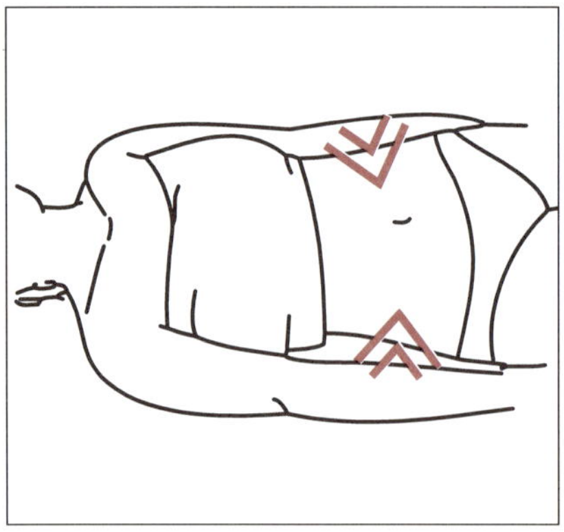

⑧ 허리 바이브레이션

양팔을 엇갈려서 (왼손은 오른쪽 허리, 오른손은 왼쪽 허리) 허리 뒷쪽에서 4손가락으로 떨림을 주고 앞쪽으로 퉁겨준다. 3번 반복

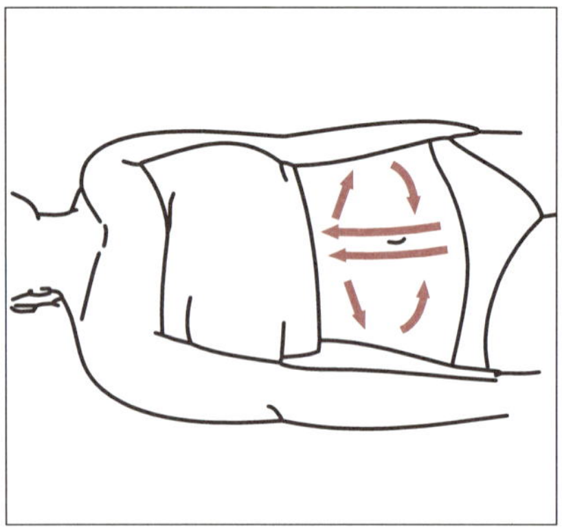

⑨ T자형으로 쓰다듬기

①번과 동일

<복부 응용 마사지>

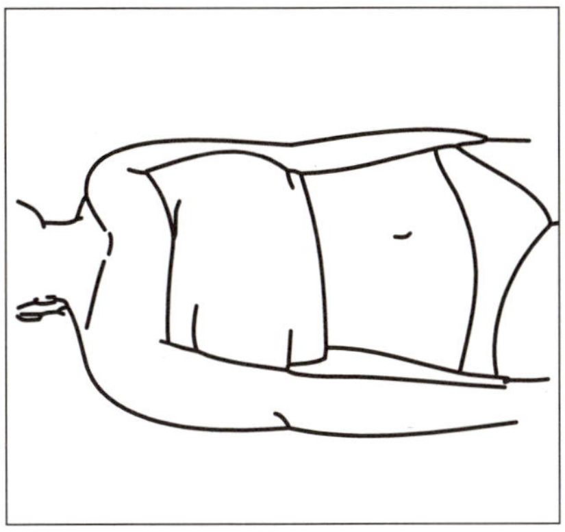

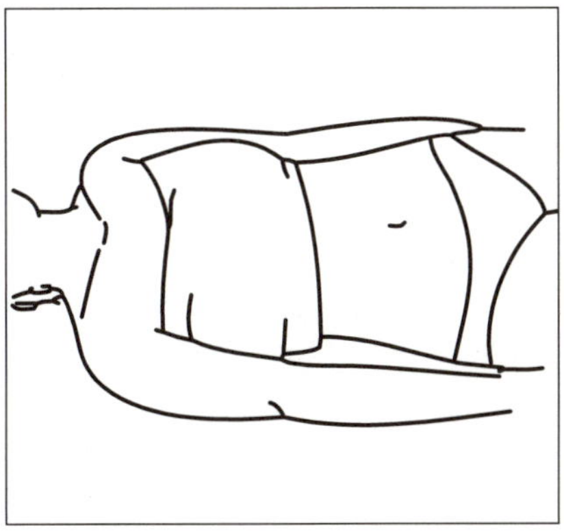

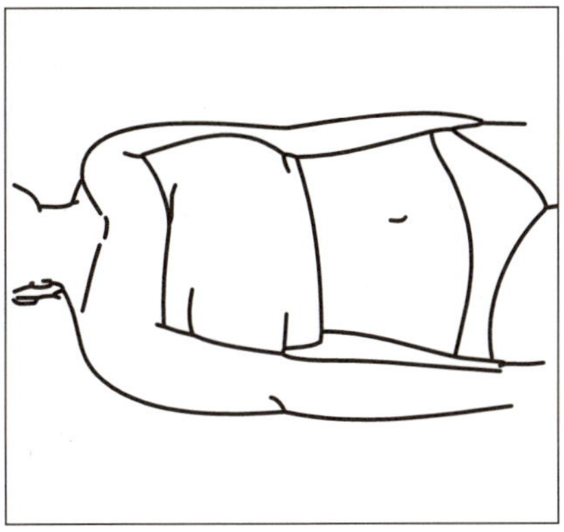

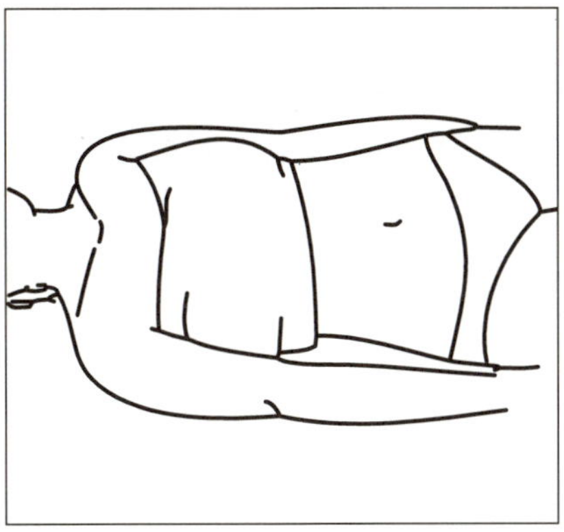

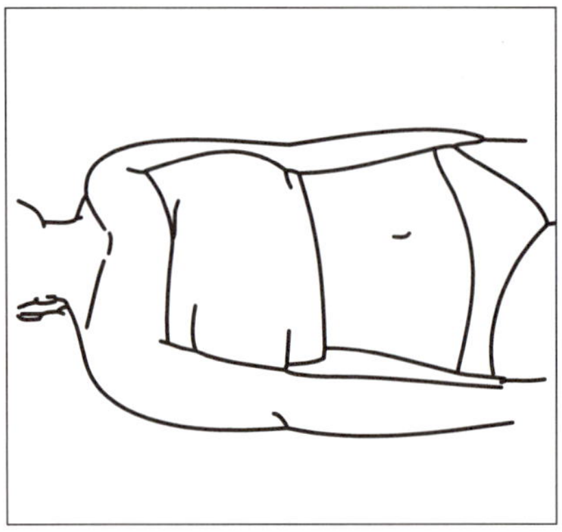

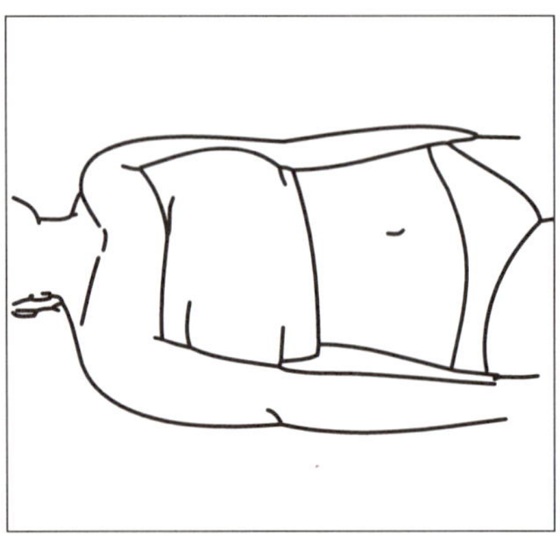

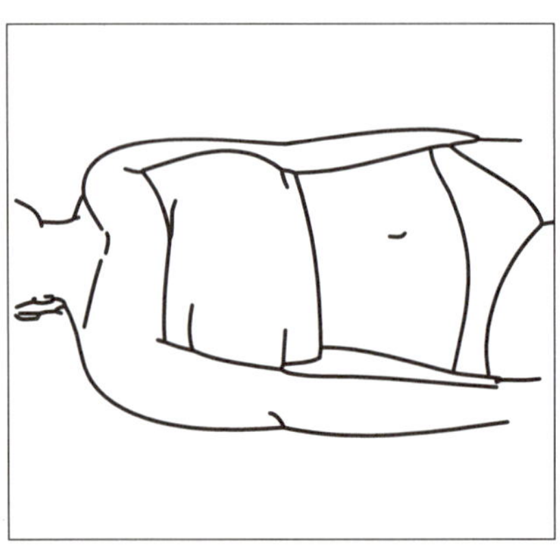

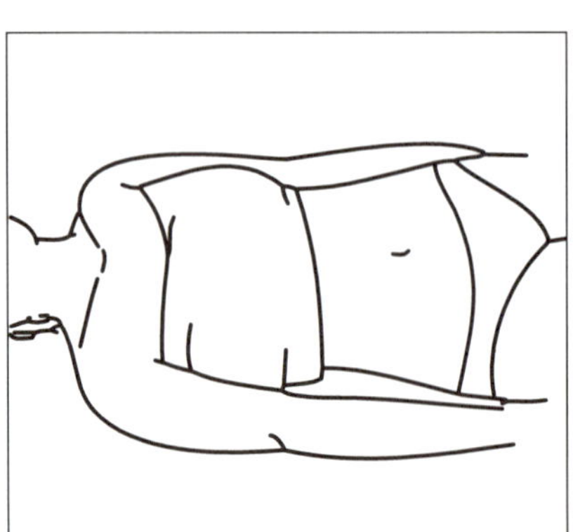

제 6 장
피부관리차트

Ⅰ. 피부관리차트(Skin care clinic chart)

1. 차트작성의 의미

고객에 대한 개별적인 여러 가지 사항을 차트에 작성하는 것은 신상에 대한 내용과 신체의 건강 상태, 선천적, 후천적인 요인으로 형성된 피부 타입과 주기적인 피부 상태의 흐름을 파악할 수 있다. 또한 이를 바탕으로 계속적이고 순차적인 피부관리 프로그램으로 인체생리에 맞는 과학적인 피부관리를 위한 중요한 기초 자료가 된다.

2. 안면분석표의 작성 방법

(1) **이름**
(2) **성별** : 남녀의 구분
(3) **생일** : 실제 생일을 기입해 둠으로 고객관리에 필요하며 나이에 비한 피부 상태 파악과 문제 개선의 관리 내용 계획
(4) **주소지** : 교통의 여건과 관리 가능한 예약 시간의 이용
(5) **연락처** : 예약 시간과 알림 등의 정보처리
(6) **직업** : 시간적 여건과 예약 시간의 이용
(7) **혈액형** : 통계자료로 활용 가능
(8) **첫 관리일** : 관리시일에 대한 피부 상태의 비교, 신뢰감의 정도 등
(9) **피부병력** : 이전과 현재의 병력은 현재 관리의 내용에 적용된다.
(10) **렌즈** : 관리 시간에는 착용하지 않는다.
(11) **피임약** : 피부의 민감 상태. 색소 침착, 여드름 등에 체크한다.
(12) **알러지** : 선번의 경험과 관리시 기계적 마찰이나 제품 성분 등에 대한 민감 반응, 사용 화장품 부작용을 체크해둔다.
(13) **피부식별** : 피부 타입과 피부 상태

(14) **생리주기** : 피부 상태의 관련 요소

(15) **필링 경험** : 피부의 민감도와 관리 순서 등의 관련성

(16) **기미** : 발생 시기와 원인 분석, 관리 방법과 순서 등

(17) **약물 복용** : 심신의 쾌적성을 좌우하는 건강 상태에 따른 우선적 관리 순서, 식이요법, 악화 요인의 생활습관 등의 정보

(18) **여드름** : 발생 시기 및 관리 과정에 사용된 제품 등

(19) **운동** : 운동 전 기초화장, 운동 후 피부관리와 관리 시간 등

안면관리 차트 작성 연습하기

Skin care clinic chart

Name		Date of Birth	
Adress			
Tel(H)		(H · P)	
Medical History & Contra-Indications			
· Heart disease ☐	· Diabetes ☐	· Blood pressure abnormality ☐	· Epilepsy ☐
· Thrombosis ☐	· Varicose veins ☐	· Skin condition ☐	· Recent surgery ☐
· Allergy ☐	· Other(list) ☐	· Metal plates/pins ☐	
Height		Weight	
Current Diet :		Cellulite : thigh ☐	
Current Exercise :		abdomen ☐	
Products Used :		buttock ☐	
Previous Body Treatment :			

Cosmetics Prescripion

Date	Cosmetic Recommend	Treatment	Remarks

Treatment Record

Date	Area	Treatment	Remarks
			FEE
			SIGNITURE

안면관리 차트 작성 연습하기

Skin care clinic chart

Name		Date of Birth	
Adress			
Tel(H)		(H · P)	
Medical History & Contra-Indications			
· Heart disease ☐	· Diabetes ☐	· Blood pressure abnormality ☐	· Epilepsy ☐
· Thrombosis ☐	· Varicose veins ☐	· Skin condition ☐	· Recent surgery ☐
· Allergy ☐	· Other(list) ☐	· Metal plates/pins ☐	
Height		Weight	
Current Diet :		Cellulite : thigh ☐	
Current Exercise :		abdomen ☐	
Products Used :		buttock ☐	
Previous Body Treatment :			

Cosmetics Prescription

Date	Cosmetic Recommend	Treatment	Remarks

Treatment Record

Date	Area	Treatment	Remarks
			FEE
			SIGNITURE

안면관리 차트 작성 연습하기

Skin care clinic chart

Name				Date of Birth			
Adress							
Tel(H)				(H · P)			
Medical History & Contra-Indications							
· Heart disease ☐		· Diabetes ☐		· Blood pressure abnormality ☐		· Epilepsy ☐	
· Thrombosis ☐		· Varicose veins ☐		· Skin condition ☐		· Recent surgery ☐	
· Allergy ☐		· Other(list) ☐		· Metal plates/pins ☐			
Height				Weight			
Current Diet :				Cellulite : thigh ☐			
Current Exercise :				abdomen ☐			
Products Used :				buttock ☐			
Previous Body Treatment :							

Cosmetics Prescripion			
Date	Cosmetic Recommend	Treatment	Remarks

Treatment Record

Date	Area	Treatment	Remarks
			FEE
			SIGNITURE

안면관리 차트 작성 연습하기

Skin care clinic chart

Name		Date of Birth	
Adress			
Tel(H)		(H · P)	
Medical History & Contra-Indications			
· Heart disease ☐	· Diabetes ☐	· Blood pressure abnormality ☐	· Epilepsy ☐
· Thrombosis ☐	· Varicose veins ☐	· Skin condition ☐	· Recent surgery ☐
· Allergy ☐	· Other(list) ☐	· Metal plates/pins ☐	
Height		Weight	
Current Diet :		Cellulite : thigh ☐	
Current Exercise :		abdomen ☐	
Products Used :		buttock ☐	
Previous Body Treatment :			

Cosmetics Prescripion			
Date	Cosmetic Recommend	Treatment	Remarks

Treatment Record

Date	Area	Treatment	Remarks
			FEE
			SIGNITURE

안면관리 차트 작성 연습하기

Skin care clinic chart

Name		Date of Birth	
Adress			
Tel(H)		(H・P)	
Medical History & Contra-Indications			
・Heart disease ☐	・Diabetes ☐	・Blood pressure abnormality ☐	・Epilepsy ☐
・Thrombosis ☐	・Varicose veins ☐	・Skin condition ☐	・Recent surgery ☐
・Allergy ☐	・ Other(list) ☐	・Metal plates/pins ☐	
Height		Weight	
Current Diet :		Cellulite : thigh ☐	
Current Exercise :		abdomen ☐	
Products Used :		buttock ☐	
Previous Body Treatment :			

Cosmetics Prescripion

Date	Cosmetic Recommend	Treatment	Remarks

3. 바디 관리분석표 작성 방법

(1) **관리 병력** : 부위별 관리 정도, 관리 동기, 이용 매개체 등
(2) **신체 증세** : 소화기계, 생식기계, 호흡기계 등의 기능 저하와 부위별 비만 상태
(3) **압통 부위** : 어깨, 목, 등, 허리, 엉덩이, 다리, 종아리 등 부위의 증세에 따른 흐름의 파악
(4) **개선 요구 사항** : 피부 탄력, 체지방 사이즈 감소, 제모, 통증 완화, 부종 완화 등
(5) **다이어트 경험** : 식이요법, 운동요법, 약품, 수술, 단식, 수지침, 기계요법 외
(6) **약물 복용** : 다이어트 제품, 항알러지 제품, 갱년기 치료제 외
(7) **기타 피부 문제** : 튼살, 닭살, 알러지, 선탠으로 인한 피부얼룩 등
(8) 관리내용

- **관리 부위** : 등, 흉부, 부, 다리를 포함한 발 등에 대한 관리
- **사용 기계** : 썩션기, 초음파기, 저주파기, 중주파기, 림프배농기 등
- **사용 제품** : 셀룰라이트 등 노폐물 분해 촉진제, 제지방 분해제, 독소 배출 강화제, 세포활성성분의 영양 및 보습 강화제, 긴장 완화제 등

4. 관리내용에 따른 신체증세

(1) **등 관리** : 목뒤의 당김, 뒷목 솟음, 어깨통증, 두통, 건망증, 방광 기능의 저하 등
(2) **하체 관리** : 다리 피로, 하체 군살, 피부의 탄력 저하, 좌골신경통, 다리 울혈의 부종, 운동부족 등
(3) **흉복부 관리** : 흉통, 호흡기 기능의 저하, 소화기 기능 저하, 아랫배 냉함, 액취증 등
(4) **전신 마사지** : 전신의 혈액순환 장애로 인한 피로감과 권태 등
(5) **발반사 관리** : 발의 피로, 불면증, 전신 권태
(6) 기타 몸매 관리

바디관리 차트 작성 연습하기

Body care clinic chart

Name		Date of Birth	
Adress			
Tel(H)		(H · P)	
Medical History & Contra-Indications			
· Heart disease ☐	· Diabetes ☐	· Blood pressure abnormality ☐	· Epilepsy ☐
· Thrombosis ☐	· Varicose veins ☐	· Skin condition ☐	· Recent surgery ☐
· Allergy ☐	· Other(list) ☐	· Metal plates/pins ☐	
Height		Weight	
Current Diet :		Cellulite : thigh ☐	
Current Exercise :		abdomen ☐	
Products Used :		buttock ☐	
Previous Body Treatment :			

Cosmetics Prescription

Date	Cosmetic Recommend	Treatment	Remarks

Treatment Record

Date	Area	Treatment	Remarks
			FEE
			SIGNITURE

바디관리 차트 작성 연습하기

Body care clinic chart

Name	Date of Birth
Adress	
Tel(H)	(H · P)
Medical History & Contra-Indications	

· Heart disease ☐	· Diabetes ☐	· Blood pressure abnormality ☐	· Epilepsy ☐
· Thrombosis ☐	· Varicose veins ☐	· Skin condition ☐	· Recent surgery ☐
· Allergy ☐	· Other(list) ☐	· Metal plates/pins ☐	

Height	Weight		
Current Diet :	Cellulite :	thigh	☐
Current Exercise :		abdomen	☐
Products Used :		buttock	☐
Previous Body Treatment :			

Cosmetics Prescription

Date	Cosmetic Recommend	Treatment	Remarks

Treatment Record

Date	Area	Treatment	Remarks
			FEE
			SIGNITURE

바디관리 차트 작성 연습하기

Body care clinic chart

Name		Date of Birth	
Adress			
Tel(H)		(H·P)	
Medical History & Contra-Indications			
· Heart disease ☐	· Diabetes ☐	· Blood pressure abnormality ☐	· Epilepsy ☐
· Thrombosis ☐	· Varicose veins ☐	· Skin condition ☐	· Recent surgery ☐
· Allergy ☐	· Other(list) ☐	· Metal plates/pins ☐	
Height		Weight	
Current Diet :		Cellulite : thigh ☐	
Current Exercise :		abdomen ☐	
Products Used :		buttock ☐	
Previous Body Treatment :			

Cosmetics Prescripion

Date	Cosmetic Recommend	Treatment	Remarks

Treatment Record

Date	Area	Treatment	Remarks
			FEE
			SIGNITURE

바디관리 차트 작성 연습하기

Body care clinic chart

Name		Date of Birth	
Adress			
Tel(H)		(H · P)	
Medical History & Contra-Indications			
· Heart disease ☐	· Diabetes ☐	· Blood pressure abnormality ☐	· Epilepsy ☐
· Thrombosis ☐	· Varicose veins ☐	· Skin condition ☐	· Recent surgery ☐
· Allergy ☐	· Other(list) ☐	· Metal plates/pins ☐	
Height		Weight	
Current Diet :		Cellulite : thigh ☐	
Current Exercise :		abdomen ☐	
Products Used :		buttock ☐	
Previous Body Treatment :			

Cosmetics Prescripion

Date	Cosmetic Recommend	Treatment	Remarks

Treatment Record

Date	Area	Treatment	Remarks
			FEE
			SIGNITURE

바디관리 차트 작성 연습하기

Body care clinic chart

Name		Date of Birth	
Adress			
Tel(H)		(H · P)	
Medical History & Contra-Indications			
· Heart disease ☐	· Diabetes ☐	· Blood pressure abnormality ☐	· Epilepsy ☐
· Thrombosis ☐	· Varicose veins ☐	· Skin condition ☐	· Recent surgery ☐
· Allergy ☐	· Other(list) ☐	· Metal plates/pins ☐	
Height		Weight	
Current Diet :		Cellulite : thigh ☐	
Current Exercise :		abdomen ☐	
Products Used :		buttock ☐	
Previous Body Treatment :			

Cosmetics Prescripion

Date	Cosmetic Recommend	Treatment	Remarks

Treatment Record

Date	Area	Treatment	Remarks
			FEE
			SIGNITURE

바디관리 차트 작성 연습하기

Body care clinic chart

Name		Date of Birth	
Adress			
Tel(H)		(H · P)	
Medical History & Contra-Indications			
· Heart disease ☐	· Diabetes ☐	· Blood pressure abnormality ☐	· Epilepsy ☐
· Thrombosis ☐	· Varicose veins ☐	· Skin condition ☐	· Recent surgery ☐
· Allergy ☐	· Other(list) ☐	· Metal plates/pins ☐	
Height		Weight	
Current Diet :		Cellulite : thigh ☐	
Current Exercise :		abdomen ☐	
Products Used :		buttock ☐	
Previous Body Treatment :			

Cosmetics Prescripion

Date	Cosmetic Recommend	Treatment	Remarks

Treatment Record

Date	Area	Treatment	Remarks
			FEE
			SIGNITURE

◈ 참고문헌 ◈

피부관리기초실습, 양현옥 외 4인, 2001, 훈민사
피부관리학, 김명숙, 2001, 현문사
인체해부학실습, 안희경, 1998, 고문사
DK 인체생리 · 해부도, 민유정, 2001, 대경북스
에스테틱 실기, 김봉인, 1998, 화장품신문사
기초피부관리학, 김해남, 1999, 정담
에스테틱 살롱트리트먼트, 김현주 외, 2000, 정담
Bacic Aesthetics, 김광옥 외, 2001, 성화
인체해부학, 신문균 외, 1998, 현문사
인체해부학, 전용혁 외, 2001, 청구문화사
최신인체해부학, 정영태 외, 1998, 청구문화사
최신피부관리학, 김종대 외, 2000, 고문사
피부관리학, 차영애 외, 2001, 훈민사
Basic body treatment , 강수경 외, 2003, 청구문화사
인체생리학, 전세열 외, 2003, 광문각
에스테틱실기지침서, 황금순 외, 2002, 수문사
Body Treatment and Dietetics for the Beauty Therapist, Ann Gallant, 1981, Stanley
Aesthetics the therapist theory & practice, Ann Hagman, 1991
홀리스틱경락원론 , 안남훈 저, 2003, 홀리즘

◈ 저자약력 ◈

· **김주연** (Sara-Kim)
서경대학교 예술대학 미용예술학과 교수

· **설 현** (Vicki-Sul)
삼육간호보건대학 피부미용과 겸임교수
빅토리아 에스테틱 원장

· **홍승정** (Sophy-Hong)
수원여자대학 보건학부 미용예술과 겸임교수

· **김영순** (Ester-Kim)
서경대학교 학점대학 피부미용학과 겸임교수

· **김태희** (Susan-Kim)
아름다운 사람들 교육강사

· **이정화** (Joen-Lee)
알롱제M아카데미 교육강사

Basic Massage Technique

2003년 9월 5일 1판 1쇄 발행
2005년 8월 20일 2판 1쇄 발행

지 은 이 : 김주연 · 설 현 · 홍승정
김영순 · 김태희 · 이정화

펴 낸 이 : 박 정 태

펴낸곳: **광 문 각**

121-130
서울시 마포구 구수동 42-2 영풍빌딩
등 록 : 1991. 5. 31 제12-484호
전화(代) : 02)713-2122
팩 스 : 02)713-2125
E-mail : kwangmk@unitel.co.kr
홈페이지 : www.kwangmoonkag.co.kr

ISBN : 89-7093-345-X 93590

정가: 17,000원